치기공사를 위한
디지털 덴티스트리

치기공사를 위한 디지털 덴티스트리

발행일	2023년 12월 22일		
지은이	남나은		
펴낸이	손형국		
펴낸곳	(주)북랩		
편집인	선일영	편집	김은수, 배진용, 김부경, 김다빈
디자인	이현수, 김민하, 임진형, 안유경	제작	박기성, 구성우, 이창영, 배상진
마케팅	김회란, 박진관		
출판등록	2004. 12. 1(제2012-000051호)		
주소	서울특별시 금천구 가산디지털 1로 168, 우림라이온스밸리 B동 B113~114호, C동 B101호		
홈페이지	www.book.co.kr		
전화번호	(02)2026-5777	팩스	(02)3159-9637
ISBN	979-11-93716-20-5 03510 (종이책)		979-11-93716-21-2 05510 (전자책)

잘못된 책은 구입한 곳에서 교환해드립니다.
이 책은 저작권법에 따라 보호받는 저작물이므로 무단 전재와 복제를 금합니다.
이 책은 (주)북랩이 보유한 리코 장비로 인쇄되었습니다.

(주)북랩 성공출판의 파트너

북랩 홈페이지와 패밀리 사이트에서 다양한 출판 솔루션을 만나 보세요!

홈페이지 book.co.kr · 블로그 blog.naver.com/essaybook · 출판문의 book@book.co.kr

---

작가 연락처 문의 ▶ ask.book.co.kr

작가 연락처는 개인정보이므로 북랩에서 알려드릴 수 없습니다.

▶▶▶

치기공의 미래, 디지털 덴티스트리의 이론과 임상

치기공사를 위한
디지털 덴티스트리

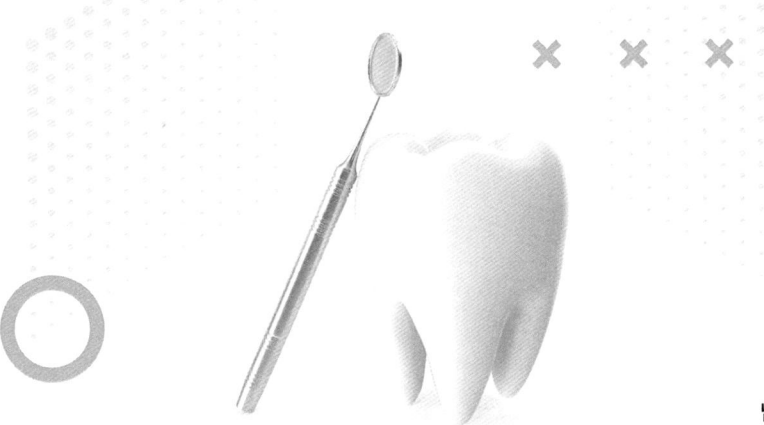

남나은 지음

★ 치기공의 예술과 과학이 융합한
디지털 덴티스트리로 완벽한 치아를 구현하라! ★

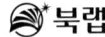

머리말

본 서적은 저자가 UCLA 치과대학에서의 박사 후 연구를 기반으로 한 디지털 덴티스트리 및 치과용 가상환자 정확도 분석 연구의 결과물로 탄생하였다. 미래의 치기공사를 꿈꾸는 학생들이나, 디지털 덴티스트리에 입문하고자 하는 이들을 위해 설계된 이 책은 현장에서 유용한 지식을 제공한다. 본 저서에서는 현재 치과 및 치과기공소에서 널리 사용되는 치과용 캐드 소프트웨어를 활용하여 실제 환자 케이스를 생성하고 디자인하는 방법부터, 3D 프린터를 활용한 보철물 출력까지의 과정을 자세히 소개하고 있다. 뿐만 아니라, 디지털 덴티스트리의 역사와 발전과정, 관련 장비 및 기본 이론에 대한 폭넓은 정보를 제공하여 독자들이 이 분야에 대한 기초를 다지고 실제 소프트웨어와 장비를 능숙하게 활용할 수 있도록 도움을 주고자 하였다. 또한 독자들이 현장에서 바로 활용할 수 있는 노하우를 제공하여 시행착오를 최소화하도록 하였다. 디지털 덴티스트리 분야에 관심 있는 모든 이들에게 유익한 지식과 실무적인 정보를 제공하는 것이 이 책의 목표이다.

차례

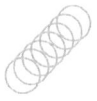

1장
치기공의 진화

01	기존의 치기공	11
02	디지털 덴티스트리 소개	13

2장
디지털 이미징 및 스캐닝

01	디지털 이미징 소개	17
02	보철 제작을 위한 구강 스캐닝 및 모델 스캐닝	18
03	보철물 디자인에서 디지털 스캔 활용	21

3장
덴털 캐드 소프트웨어

01	치과전용 캐드/캠 소개	27
02	보철물 디자인을 위한 캐드 소프트웨어 및 도구	29
03	치과용 캐드 소프트웨어를 사용한 크라운 및 브릿지 제작과정	30
04	베니어(Veneer) 디자인	52
05	심미보철물 제작을 위한 디지털 스마일 디자인 활용	59
06	임플란트 크라운 디자인	71

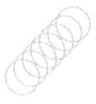
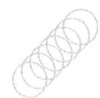

4장
치과용 3D 프린팅

01	3D 프린팅의 종류	81
02	3D 프린팅 장비의 구성	85
03	치과용 3D 프린팅 소재	99
04	후처리 및 경화기	102

5장
치과의사 및 환자와의 디지털 커뮤니케이션

01	디지털 덴티스트리의 협업 커뮤니케이션	107
02	예측 가능한 결과	110

6장
디지털 장비의 문제 해결 및 유지 관리

01	장비 유지보수 및 관리	113
02	디지털 보철 제작의 일반적인 문제	115
03	디지털 워크플로 문제 해결	117

7장
디지털 덴티스트리의 과제와 향후 방향

01	데이터 보안 및 개인 정보 보호 문제	121
02	떠오르는 트렌드와 미래 혁신	123

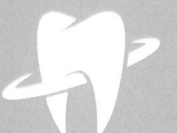 1장

치기공의 진화

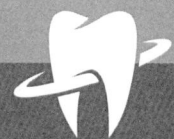

치기공 기술은 치과 분야에서 중요한 역할을 담당하고 있으며, 수년에 걸쳐서 재료, 기술 및 워크플로(workflow)에 대한 지속적인 연구와 개발을 통하여 상당한 발전을 거듭하였다. 이러한 발전은 치과 보철물 및 장치의 정밀도, 효율성을 향상시켰으며, 결과적으로 환자의 수복물에 대한 만족감과 심미성, 구강건강 개선에 기여하였다. 치기공 기술의 역사에 대한 설명과 개요는 다음과 같다.

01

기존의 치기공

　　　　　　과거의 보철물 제작에서는 손으로 직접 작업하는 방식과 기술에 크게 의존하였으며, 치과용 석고, 왁스, 합금과 같은 재료와 수공구를 사용하여 작업모델과 수복물을 제작하는 방법이 더 많이 사용되었다. 작업 과정의 전반적인 부분을 살펴보면, 아날로그 방식의 인상 채득에서는 일반적으로 알지네이트 또는 실리콘과 같은 재료가 사용되며, 얻어진 인상체는 보철물 제작에 기초가 되는 석고 작업 모델을 만드는 데 사용된다. 작업 모델을 얻은 후 크라운 또는 브릿지 제작에서는 치기공사가 각 유닛을 수작업으로 제작하는 노동 집약적인 과정이 수반된다. 예를 들어 금속도재관(Porcelain fused metal; PFM) 크라운 제작 시에는 모델 인상 채득과 석고모델 작업 이후 왁스업, 캐스팅, 포세린빌드업, 컨투어링과 같은 단계를 거치게 된다. 또한 여러 단계에서 발생하는 각 재료의 수축이나 팽창, 변형 등은 최종 보철물의 적합도에 직접적인 영향을 미칠 수 있다. 이와 같이 기존 보철물 제작 방식에서는 시간이 많이 소요되고 노동 집약적인 과정이 수반되었으며 재료의 소모나 변형 등이 불가피했다.

초기 개발

- 18세기: 치과 보철물과 수복물은 주로 장인과 금 세공인이 기본적인 수공구와 금, 상아, 사람의 치아와 같은 재료를 사용하여 제작됨
- 19세기: 치아 수복물 재료로 도자기가 도입되면서 보다 전문적인 보철물 제작 방법 및 기술이 도입, 이 기간 동안 금속도재관(PFM)이 널리 사용됨

산업화 및 표준화

- 20세기 초: 산업혁명을 통해 전기로 구동되는 장비와 도구가 치기공 기술에 도입됨. 손으로 직접 가공하는 육체적인 노동을 대체하면서 치기공 기술의 상당한 발전을 가져옴
- 20세기 중반: 비귀금속 및 크롬-코발트와 같은 표준화된 치과용 합금의 개발, 아크릴 수지 및 치과용 세라믹과 같은 치과 재료의 출현, 치과 수복물에 사용할 수 있는 재료의 범위와 접근성이 확장됨

02

디지털 덴티스트리 소개

치기공은 컴퓨터 지원 제조기술인 캐드/캠 (CAD/CAM)이 접목되면서 큰 발전을 이루었다. CAD/CAM은 Computer-Aided Design/Computer-Aided Manufacturing의 약어로, 컴퓨터를 사용하여 제품이나 구조물의 디자인 및 제조에 사용하는 기술을 말한다. 1990년대 초에 캐드/캠 시스템이 치과 분야에 도입되기 시작하였으며, 이와 함께 디지털 덴티스트리가 등장하였다. 디지털 덴티스트리는 전통적인 작업 과정을 디지털화하여 보다 정밀하고 효율적인 결과를 제공하는 혁신적인 기술이다. 디지털 구강 스캐너를 사용하여 치아의 3D(3차원) 이미지를 획득하게 되며, 이 과정에서는 기존의 인상재가 필요하지 않다. 또한 치과전용 캐드 소프트웨어를 통해 가상 모델을 제작한 다음, 이를 사용하여 디지털 보철물을 디자인할 수 있다. 완성된 보철물 디자인은 캠 장비인 밀링머신이나 3D 프린터로 전송할 수 있으며, 이전의 많은 연구에서 밀링머신과 3D 프린터를 통한 보철물 제작이 작업의 효율성이나 보철물의 정확도를 높일 수 있음을 입증하였다. 디지털 방식의 보철물 제작은 아날로그 방식에 더하여 치기공 기술의 핵심이 되고 있다.

디지털 혁명과 현대 시대

- 20세기 후반: 캐드(CAD) 및 캠(CAM) 시스템이 치과 분야에 도입, 제조 기술의 향상
- 21세기: 구강 스캐너, 3D 프린터, 고급 캐드/캠(CAD/CAM) 시스템 및 디지털 기술의 도입
  - 치과전용 스캐너를 사용한 디지털 작업모델 제작, 치과전용 소프트웨어를 사용한 보철물 디자인, 3D 프린팅 장비를 사용한 보철물 출력과 같이 작업 흐름에 혁신을 가져옴. 수복물의 정확성, 효율성 및 환자 맞춤형 보철물 확대
- 오늘날: 디지털화, 자동화, 새로운 재료와 기술의 통합에 중점을 두고 발전을 거듭
  - 구강 스캐닝, 캐드/캠(CAD/CAM) 시스템, 3D 프린팅과 같은 디지털 치과는 보다 정확하고 효율적인 워크플로, 향상된 커뮤니케이션 및 개선된 치료 예후를 가져옴

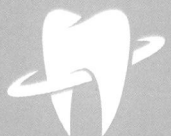 2장

디지털 이미징 및 스캐닝

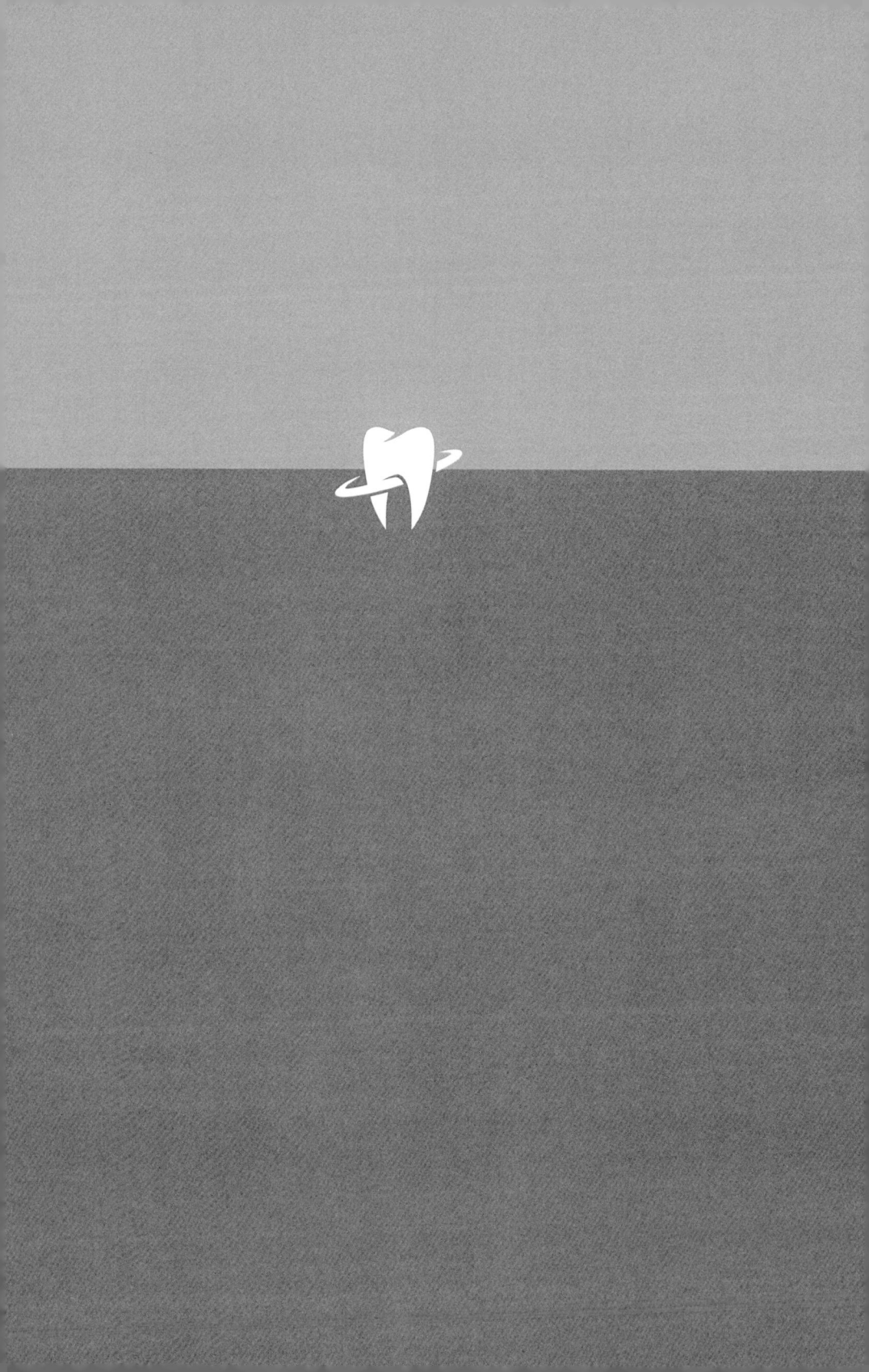

01

디지털 이미징 소개

　　　　　　치과에서의 디지털 이미징은 디지털 기술을 사용하여 환자의 진단, 치료계획, 보철물 디자인 및 제작에 필요한 이미지를 캡처, 저장, 조작 및 표시하는 것을 말한다. 또한 X-레이와 같은 방사선 이미지를 컴퓨터와 이미징 소프트웨어 상에서 볼 수 있도록 디지털 형식으로 변환하는 작업도 일컫는다. 디지털 치과 보철물 제작에 있어서 구강 스캐닝은 중요한 디지털 이미징 중 하나이며, 얻어진 3차원(3D) 이미지를 통해 치기공사는 다양한 작업을 수행할 수 있다.

02

보철 제작을 위한 구강 스캐닝 및 모델 스캐닝

구강 스캐닝은 치과전용 스캔 장비를 사용하여 치아, 잇몸 및 주변 조직을 포함한 환자의 구강 구조에 대한 디지털 인상을 캡처하는 작업을 말한다. 보통 구강 스캐너는 광학 또는 레이저 기반 기술을 활용하여 환자 구강의 정확한 3D 이미지를 생성한다.

구강 스캔을 통한 디지털 모델 생성 과정은 다음과 같다.

- **스캐닝**: 구강 스캐너를 사용해 환자의 치아와 구강 조직의 상세한 이미지를 캡처한다.

- **이미지 처리**: 스캐너는 연속적으로 구강 이미지를 촬영하며,

얻어진 이미지는 스캐너 및 전용 소프트웨어 상에서 결합되어 구강 구조의 전체적인 3D 모델로 생성된다.

☐ **디지털 인상**: 디지털 인상은 환자의 치아, 연조직 및 교합 관계를 보여준다. 3D 모델을 통해 치과 시술에 필요한 다양하고 정확한 정보를 얻을 수 있다.

디지털 덴티스트리에서 구강 스캐닝의 이점

☐ **향상된 환자 경험**: 구강 스캐닝을 사용하면 환자에게 불편할 수 있는 퍼티 또는 트레이와 같은 기존 인상 재료를 사용하지 않아도 된다. 따라서 기존의 인상 채득 방법보다 편안함을 증진시킬 수 있다.

☐ **정확하고 상세한 인상**: 디지털 인상은 정확하고 상세한 정보를 제공한다. 이를 통해 정확한 치료계획과 수복물 제작이 가능하다.

☐ **시간 효율성**: 구강 스캐닝은 인상을 얻는 데 필요한 시간을 크게 줄일 수 있다. 물리적 인상재, 트레이 준비 및 채득한 인상체를 치과 기공소로 직접 배송하는 등의 과정이 생략되기 때문에 작업의 흐름이 빨라진다.

- **향상된 커뮤니케이션 및 협업**: 완성된 디지털 모델은 기공소, 전문의 및 기타 치과 종사자들 간에 즉각적인 공유가 가능하다. 이를 통해 원활한 의사 소통, 협업 및 빠른 작업이 가능하다.

- **디지털 워크플로**: 디지털 인상은 캐드/캠(CAD/CAM) 시스템과 같은 디지털 기술과 호환이 용이하다. 3D 모델은 치과전용 캐드 소프트웨어 상에서 환자 맞춤형 치과 수복물을 디자인하고 제작하기 위한 기초 역할을 한다.

- **보관 및 데이터 관리**: 디지털 인상을 기존의 스톤모델과 달리 컴퓨터 상에 저장하여 쉽게 검색하고 장기간 보관할 수 있다. 따라서 기록과 보관이 단순화되고 케이스 문서화가 쉽다.

구강 스캐닝은 현대 치과 진료에서 점점 더 보편화되어 정확성, 효율성 및 환자의 편안함 측면에서 많은 이점을 제공한다. 이는 디지털 덴티스트리 필수 구성 요소로서 전통적인 치과 워크플로를 변화시키고 치료 결과를 개선한다.

03
보철물 디자인에서 디지털 스캔 활용

디지털 덴티스트리에서는 안면 스캔, 구강 스캔 및 컴퓨터단층촬영(Computed Tomography; CT)을 사용하여 환자의 구강 구조와 안면 특징을 통합한 3D 가상 이미지를 생성할 수 있다. 안면 스캔 데이터, 구강 스캔 데이터 및 CT 데이터는 치과 전용 소프트웨어를 사용하여 정렬 및 통합할 수 있다. 이 소프트웨어는 얼굴 및 구강 모델을 정확하게 정렬하기 위해 두 스캔에 있는 공통 기준점 또는 특징을 사용하거나 스캔바디를 사용하여 정렬할 수 있다. 안면 스캐닝, 구강 스캐닝 및 CT 스캐닝을 결합하여 사용하면 환자의 안면 및 구강 구조에 대한 종합적이고 상세한 분석이 가능하다. 이 세 가지 스캐닝 기술을 함께 사용하는 방법은 다음과 같다.

1. 안면 스캔 획득: 안면 스캔에는 특수 스캐너 또는 카메라를 사용하여 환자 얼굴의 3D 표면을 캡처하며, 얼굴 특징, 윤곽 및 색상에 대한 자세한 정보를 저장할 수 있다.

2. 구강 스캔 획득: 구강 스캔에는 구강 스캐너를 사용하여 치아, 잇몸 및 주변 조직을 포함한 환자의 구강 구조에 대한 정확한 3D 표현을 생성한다.

3. CT 스캔 획득: CT 스캔은 환자 머리와 턱의 단면 이미지를 생성하는 방사선 촬영 기술이다. 뼈 구조, 치아 뿌리, 부비동 및 기타 해부학적 구조에 대한 자세한 정보를 얻을 수 있다.

4. 데이터 정렬 및 통합: 특수 소프트웨어를 사용하여 안면 스캔, 구강 스캔 및 CT 스캔 데이터를 정렬하고 통합할 수 있다. 이 소프트웨어는 데이터를 정확하게 정렬하기 위해 세 스캔 모두에 있는 공통 기준점 또는 기능을 활용한다.

5. 통합 디지털 모델 생성: 얼굴 스캔, 구강 스캔 및 CT 스캔 데이터를 병합하여 환자의 얼굴, 구강 구조 및 뼈 해부학의 상세한 3D 표현을 결합하여 통합 디지털 모델을 생성한다. 이 통합 모델은 환자의 안면 및 구강 구조를 완벽하게 시각화한다.

안면 스캔, 구강 스캔 및 CT 스캔 데이터를 병합하여 종합적인 가상환자를 생성하여, 얼굴과 구강 위치 관계를 가상 교합기로 이

전할 수 있다. 이를 통해 환자의 치아 및 안면 특징에 대한 완전한 가상 시뮬레이션 및 분석이 가능하다. 보철물 디자인 과정에서 가상환자를 활용한 예시는 다음과 같다.

- **심미적 분석 및 치료계획**: 통합 디지털 모델은 환자의 얼굴 형태를 참고하여 심미적 분석을 가능하게 한다. 따라서 임상의와 치과 기공사가 치아, 잇몸, 입술 및 안면 구조 간의 관계를 종합적으로 평가할 수 있다. 이러한 분석은 심미 치료, 교정 치료, 스마일 디자인 및 안면 회복을 위한 치료계획에 도움이 된다.

- **가상 스마일 디자인**: 통합된 안면 스캔 및 구강 스캔 데이터를 사용하여 가상 스마일 디자인을 수행할 수 있다. 원하는 심미적 결과를 얻기 위해 치아의 위치, 모양, 크기 및 색상을 소프트웨어 상에서 시뮬레이션할 수 있다. 예상되는 스마일 디자인을 시각화하여 환자에게 제안함으로써 실제 치료에 앞서 환자와 피드백을 할 수 있다.

- **보철물 설계 및 제작**: 통합 디지털 모델은 크라운, 브릿지 및 베니어와 같은 치과 보철물의 설계 및 제작을 위한 기초 역할을 한다. 디지털 모델을 사용하면 환자의 고유한 안면 및 구강 해부학에 맞게 보철물을 정밀하게 조정할 수 있다.

- **임플란트 계획 및 배치**: 통합 모델은 임플란트 치과에서 특히 유용하다. 뼈의 질, 양 및 사용 가능한 공간을 참고하여 정확한 임플란트 계획을 할 수 있다. 통합 데이터를 사용하여 가상 임플란트 배치를 시뮬레이션할 수 있어 최적의 임플란트 크기, 위치 및 각도를 선택하는 데 도움이 된다.

- **악교정 수술 계획**: 안면 스캔, 구강 스캔 및 CT 스캔 데이터의 조합은 악교정 수술을 계획하는 데 도움이 된다. 안면과 턱뼈의 관계 분석, 수술 동작의 가상 시뮬레이션, 정확한 실행을 위한 수술 가이드 제작이 가능하다.

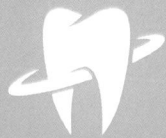

3장

덴털 캐드 소프트웨어

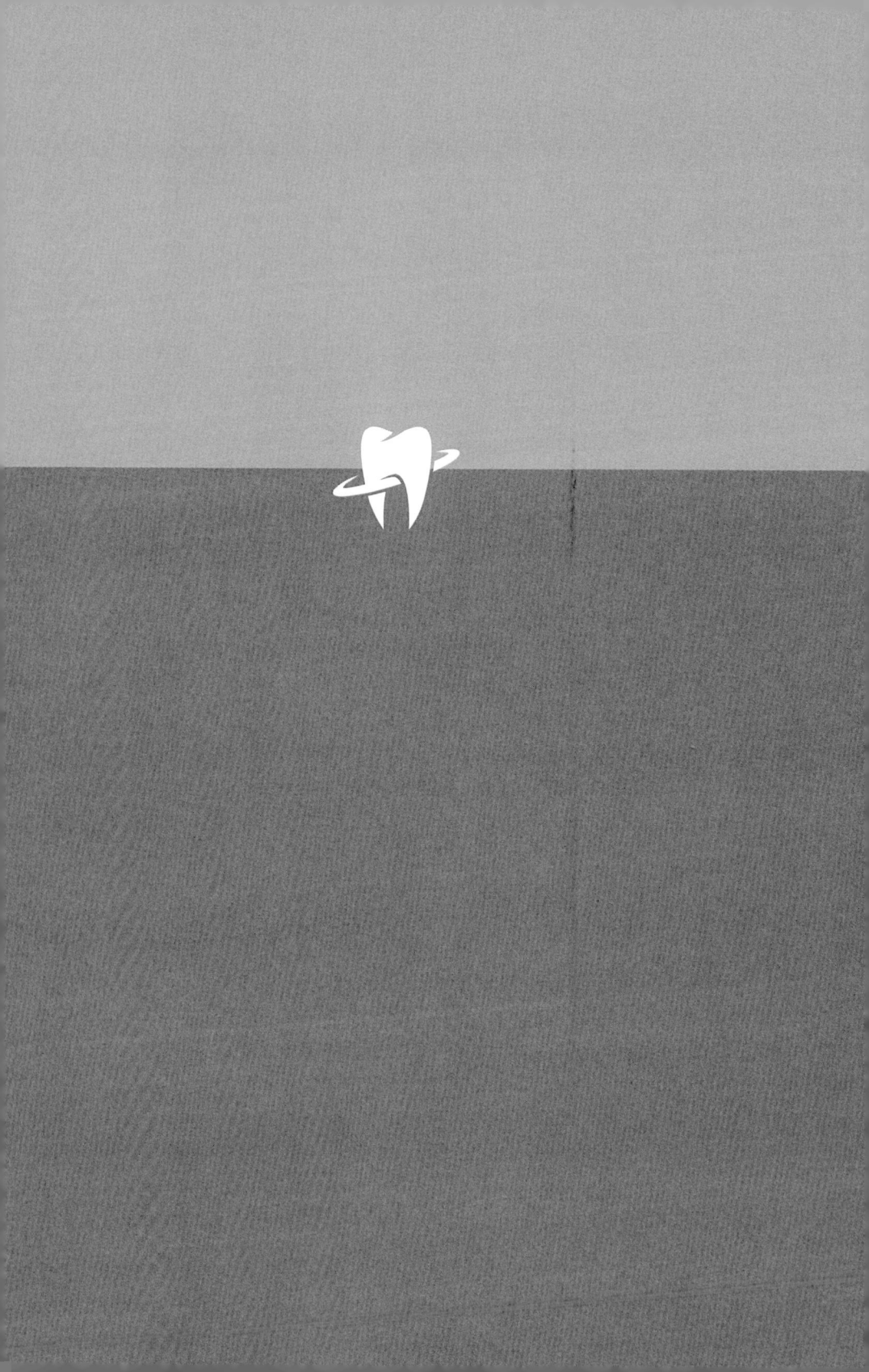

01

치과전용 캐드/캠 소개

캐드/캠(CAD/CAM)은 컴퓨터를 사용하여 제품이나 구조물의 디자인 및 제조에 사용하는 기술을 말한다. 캐드는 디자인을 수행하는 과정을 말하는데, 치과에서 캐드 소프트웨어를 사용하여 치과의사, 치기공사 또는 치과 연구원이 치아 모델을 조작하고 크라운, 임플란트, 덴처 등 보철물을 디지털로 디자인할 수 있다. 캠은 컴퓨터를 사용하여 디자인된 모델을 실제로 제조하는 과정을 말한다. 치과 종사자들은 캐드 소프트웨어에서 완성한 디지털 디자인을 밀링 기계나 3D 프린터와 같은 제조 장비로 전송하여 보철물 등을 가공하거나 출력할 수 있다.

캐드/캠(CAD/CAM) 기술을 치과에 도입하게 되면서 보철물 제작 과정의 디지털화 및 자동화가 가능하게 되었다. 이에 더하여 제작되는 보철물의 정확성, 효율성 및 일관성을 향상시킬 수 있다. 또한 전통적인 수작업 방식에 비해 정확한 맞춤 제작이 가능하며, 시간과 비용을 절감할 수 있다. 아래에서는 치과전용 캐드 소프트웨어에 대하여 먼저 살펴보고자 한다.

02

보철 디자인을 위한
캐드 소프트웨어 및 도구

3Shape Dental System: 3Shape은 치과 캐드/캠(CAD/CAM) 솔루션을 제공하는 선두 업체 중 하나이다. 3Shape 덴털 시스템(Dental System)은 치과 진단, 디자인 및 제작을 위한 종합적인 소프트웨어 플랫폼으로, 보철물, 임플란트, 교정기, 가상 모델링 등 다양한 기능을 제공한다.

Exocad DentalCAD: 엑소캐드(Exocad)는 강력한 디자인 기능을 갖춘 치과 캐드(CAD) 소프트웨어로, 디지털 보철물 디자인을 위한 사용자 친화적인 인터페이스와 확장 가능한 모듈 시스템을 제공한다.

03

치과용 캐드 소프트웨어를 사용한
크라운 및 브릿지 제작과정

다음으로는 현재 치과에서 널리 사용되고 있는 엑소캐드(Exocad)를 사용한 보철물 디자인 방법에 대하여 알아보고자 한다.

크라운 제작과정

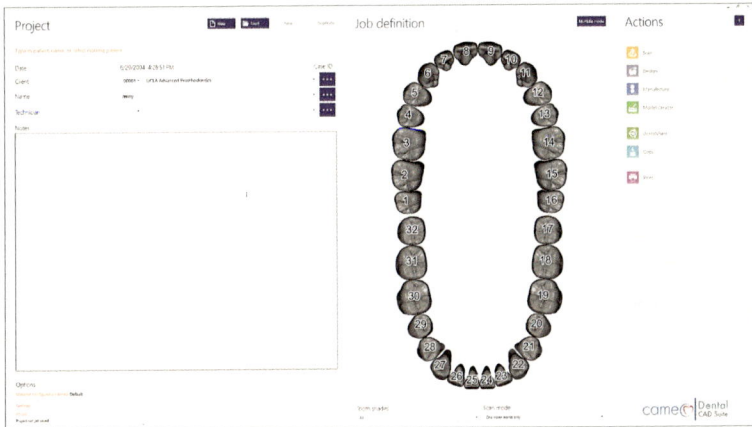

엑소캐드 덴털 디비(Exocad Dental DB) 실행 후 환자의 이름과 정보를 입력한다. 추가로 정보를 등록하기 위해서는 1번 상자를 클릭한다.

각 상자에서 환자의 이름 정보 및 작업자의 이름을 입력하고 뉴(New) 버튼을 클릭하여 차트를 생성할 수 있다.

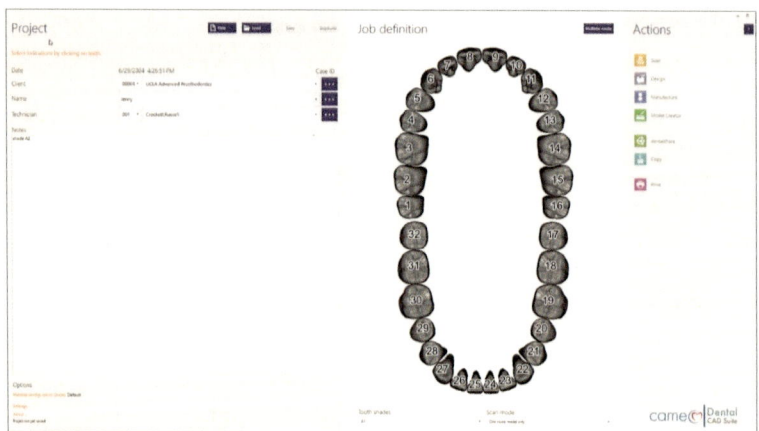

잡 데피니션(Job definition) 창에서 작업하고자 하는 치아의 번호를 선택한다.

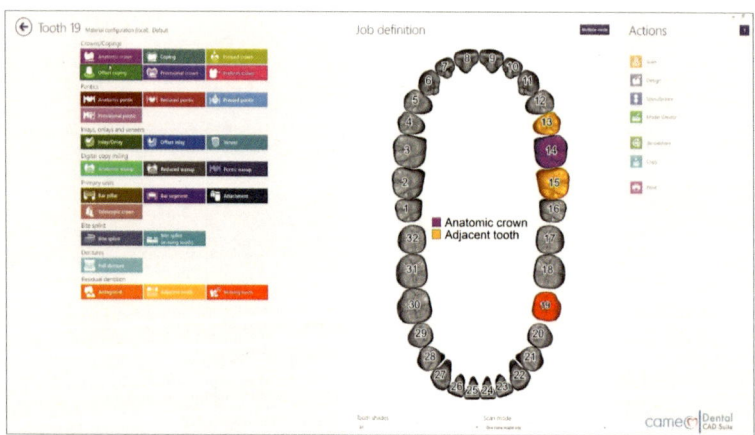

치아별로 원하는 보철물 타입을 선택하는 창이 나타나며, 보철물 이외에도 인접치, 대합치 등을 등록할 수 있다. 보철물 선택 시에 재료 타입을 등록한다.

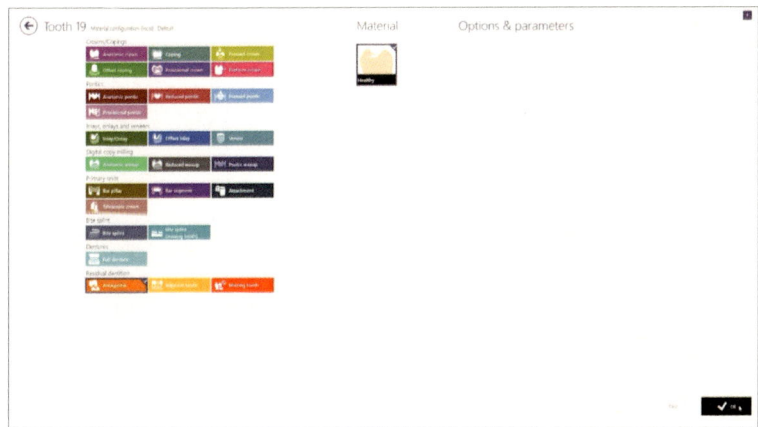

치아 및 보철물 타입 등록이 완료되면 확인 버튼을 누른다.

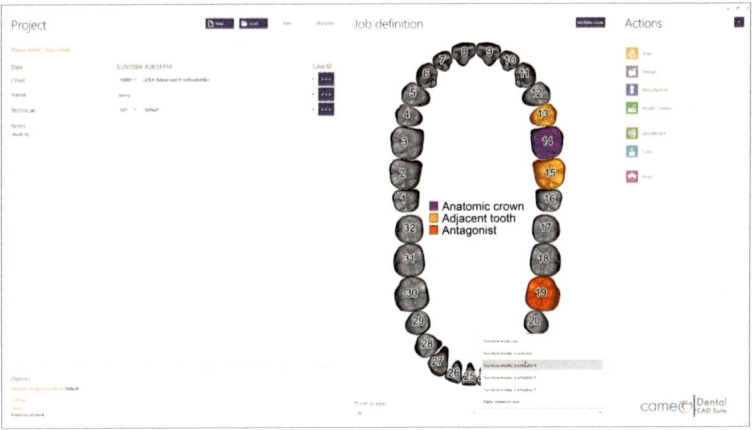

사용하고자 하는 교합기 타입을 선택하고 저장 버튼을 누르면 디자인 버튼이 활성화된다.

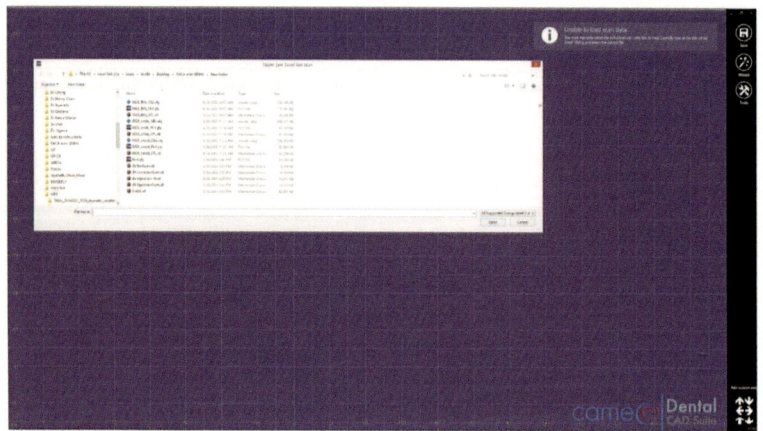

디자인 실행 시 자동으로 마법사 기능이 실행되며, 어퍼 조 로드(Upper jaw load) 창이 나타난다. 미리 저장해 둔 상악 STL 파일을 업로드한다.

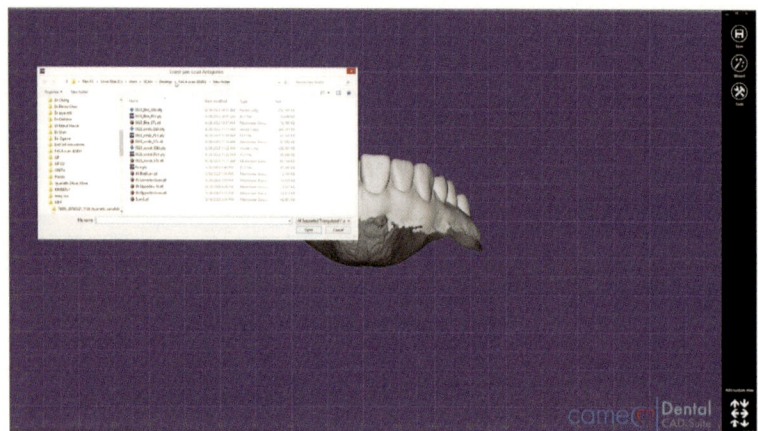

자동으로 로워 조 로드(Lower jaw load) 창이 나타나며, 저장해 둔 하악모델을 업로드한다.

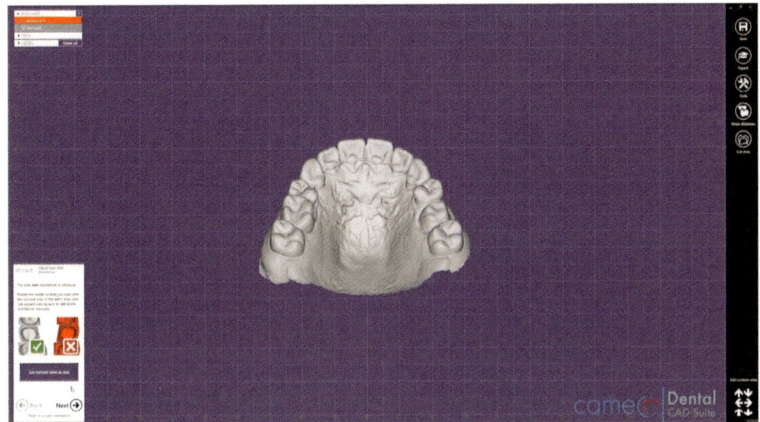

보철물의 삽입 경로를 고려하여 뷰를 결정할 수 있다. 마우스 좌 클릭 후 모델을 회전시켜 모델이 붉은색으로 표시되지 않게 한다.

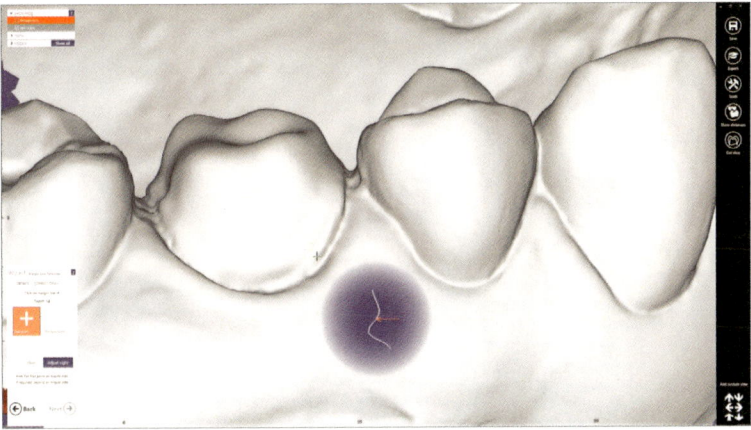

점 추가 버튼을 사용하여 마진 라인설정을 시작한다. 마진 근처로 마우스를 가져가면 보라색 창에서 마진의 단면을 보여주며, 이를 참고하여 마진 포인트를 설정할 수 있다.

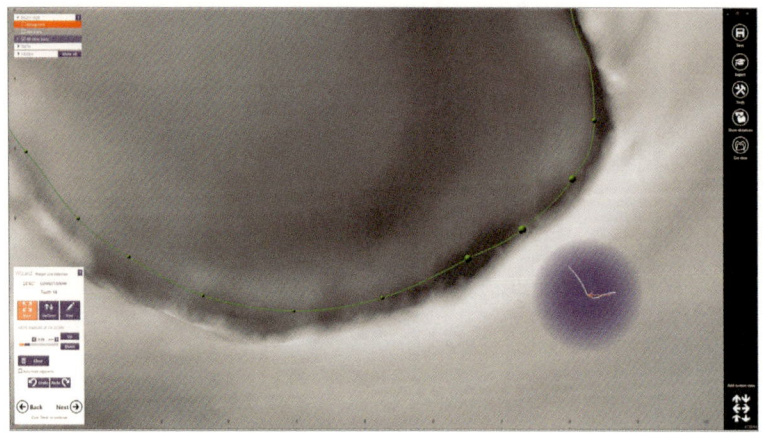

커렉트/드로(Correct/Draw) 탭에서 초록색 점을 드래그하여 원하는 위치로 수정할 수 있으며, 이 탭에서 그려진 마진 포인트를 전체 삭제 후 다시 그릴 수 있다.

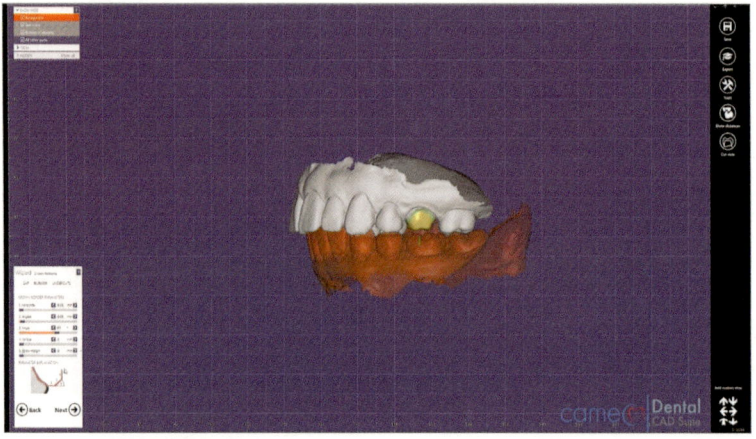

크라운 바텀(Crown bottom) 단계에서는 지대치 다이에서 원하는 내면갭, 보더, 언더컷 블록아웃 수치를 수정할 수 있다.

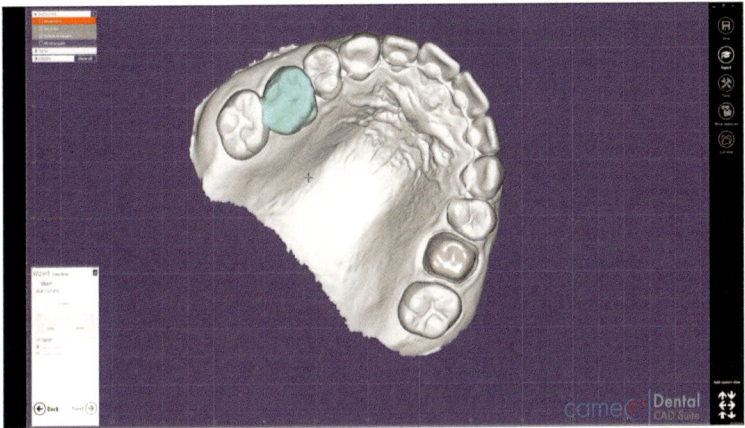

치아 미러링 기능이 필요한 경우에 사용할 수 있으며, 복제하고자 하는 치아를 클릭하고 반전 버튼을 누르면 선택된 치아의 형태가 반전되면서 원하는 위치에 적용시킬 수 있게 된다.

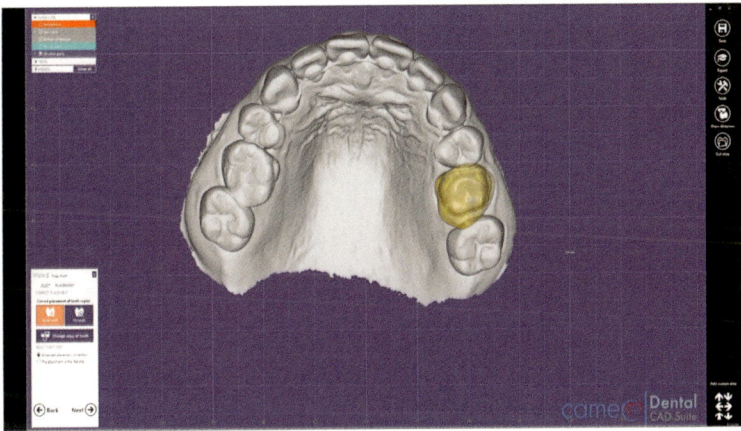

반전된 치아를 원하는 위치에 적용시킨다.

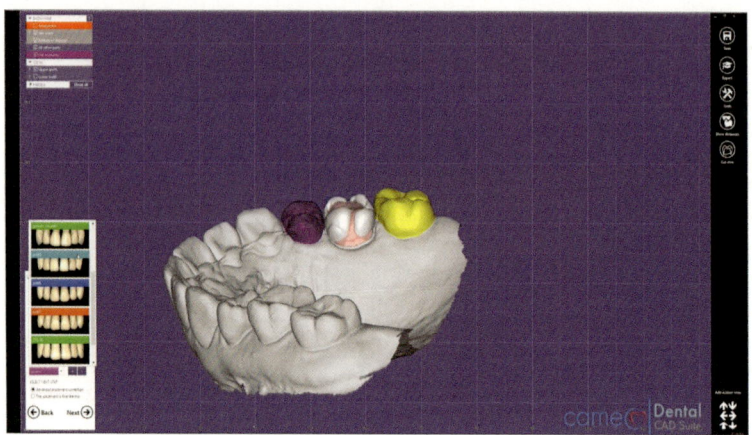

엑소캐드(Exocad) 기본 라이브러리에 저장되어 있는 치아 형태를 골라서 적용할 수 있다.

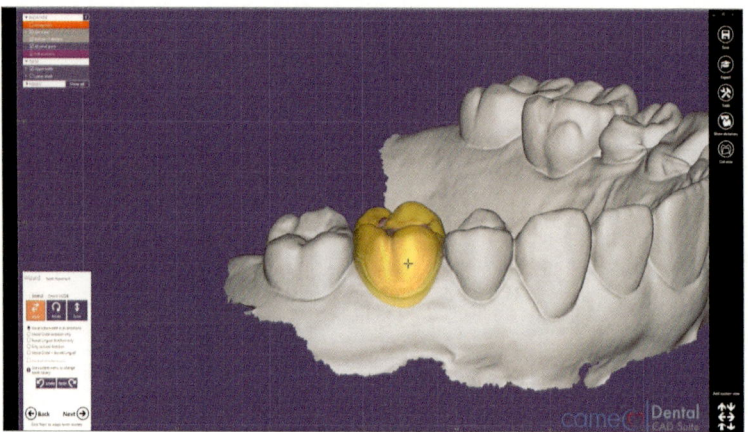

무브(Move), 로테이트(Rotate), 스케일(Scale) 버튼을 사용하여 적용한 치아의 위치를 조정하거나 회전 또는 크기 조정이 가능하다.

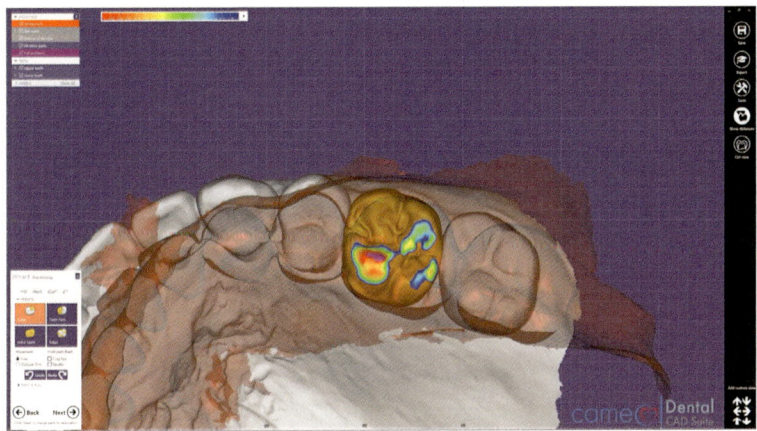

좌측 상단 쇼 앤드 하이드(Show and hide) 탭에서 로드되어 있는 모든 3D 파일을 확인할 수 있으며, 각 메시(Mesh)의 이름에 있는 드래그 바 및 체크 박스를 사용하여 각 모델을 켜고 끌 수 있다. 우측 상단에 있는 쇼 디스턴스(Show distance) 기능을 켜면 현재 작업중인 보철물과 대합치 사이의 거리를 컬러맵으로 확인할 수 있다.

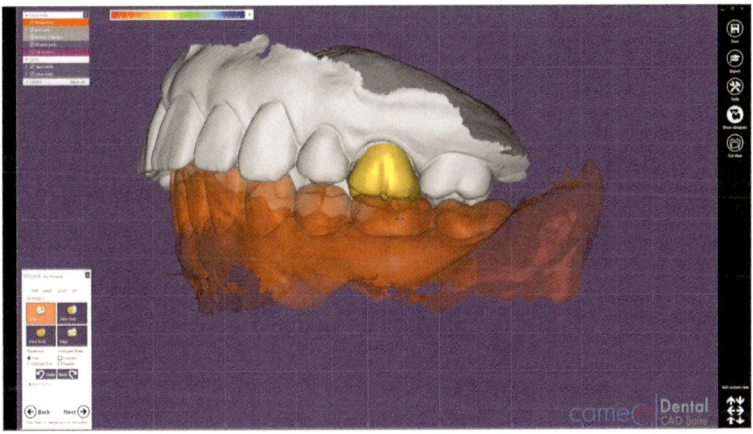

대합치와의 거리와 형태를 고려하여 교합이 높은 부분을 수정할 수 있다. 아나토미 탭에서 커스프 버튼을 클릭하면 교두를 마우스로 드래그하여 독립적으로 움직일 수 있다. 다른 버튼을 클릭하면 움직일 수 있는 영역의 위치나 크기를 변경할 수 있다.

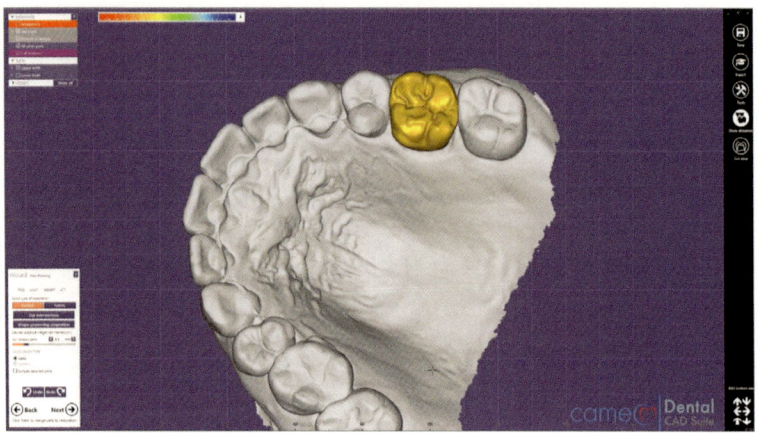

어댑트 탭에서 교합 버튼을 클릭하고 컷 인터섹션 버튼을 클릭하면 교합이 간섭되는 부분을 한 번에 삭제할 수 있다.

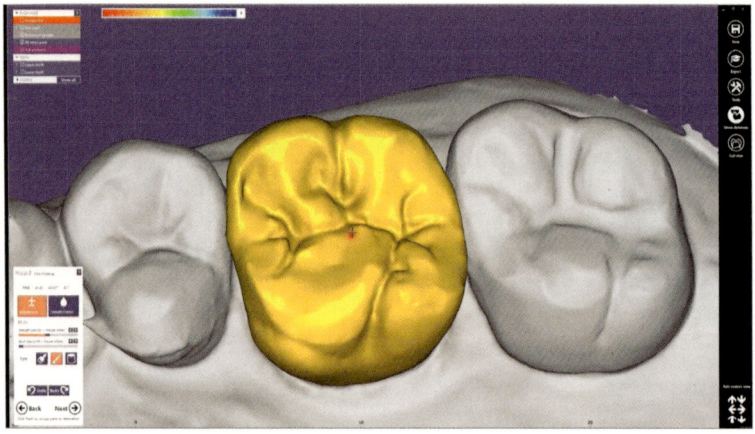

프리 포밍(Free-Forming) 단계에서 애드/리무브(Add/Remove) 버튼을 사용하여 표면에 볼륨을 첨가하거나 삭제할 수 있다. 그루브(Groove) 조각 시에는 수정 범위를 좁게 하고 강도를 높이면 깊고 날카로운 형태의 그루브 형성이 가능하다.

스무스/플래튼(Smooth/Flatten) 버튼과 넓은 형태의 조각도를 사용하면 표면을 부드럽게 하거나 평평하게 수정할 수 있다. 조각도 타입마다 적용 강도, 범위를 조정하여 형태 수정이 가능하다.

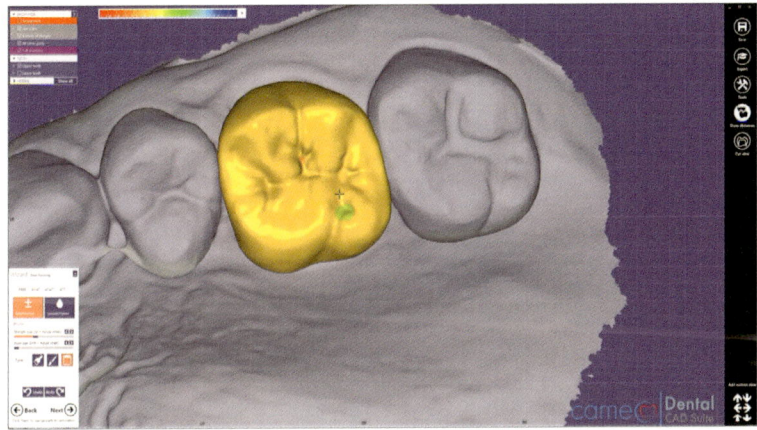

스무스/플래튼(Smooth/Flatten) 버튼을 클릭하고 치아를 수정하면 표면을 부드럽게 하거나 다듬을 수 있다.

형태 수정이 완료되면 다음 버튼을 눌러 완성된 파일을 저장할 수 있다.

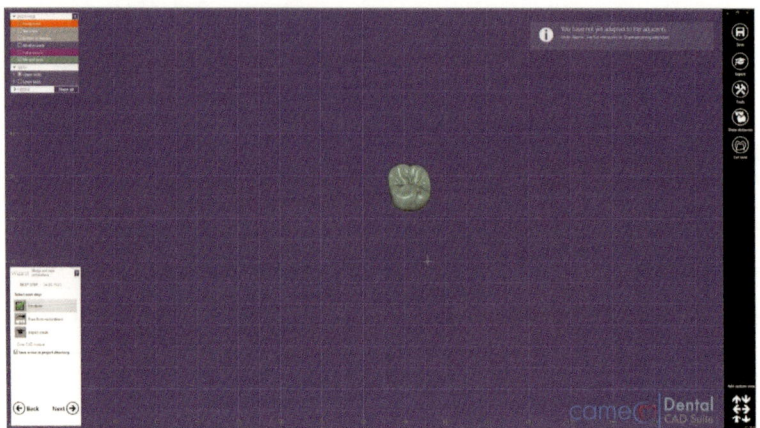

완성된 보철물은 다음 버튼을 사용하여 저장할 수 있으며, 엑스퍼트 모드를 사용하면 이전 단계에서 미처 하지 못 했던 형태수정이나 내면갭 설정 등을 추가로 수행할 수 있다.

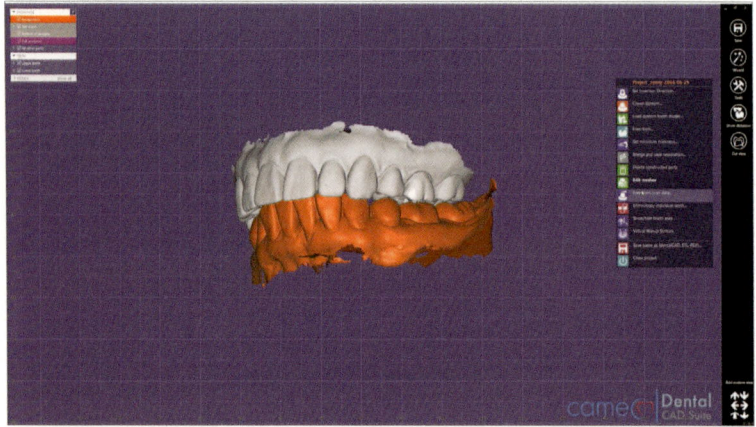

엑스퍼트 모드에서 바탕화면에 마우스 우 클릭 실행 시 다양한 추가 기능버튼이 나타난다.

브릿지 제작과정

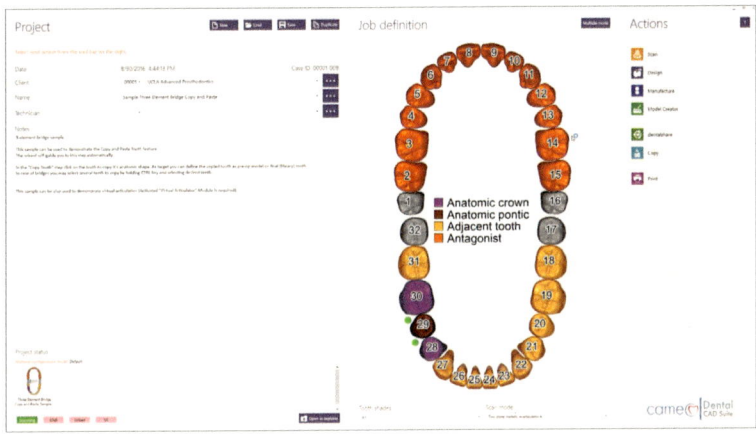

크라운 제작과 동일한 방법으로 환자 차트를 작성한다.

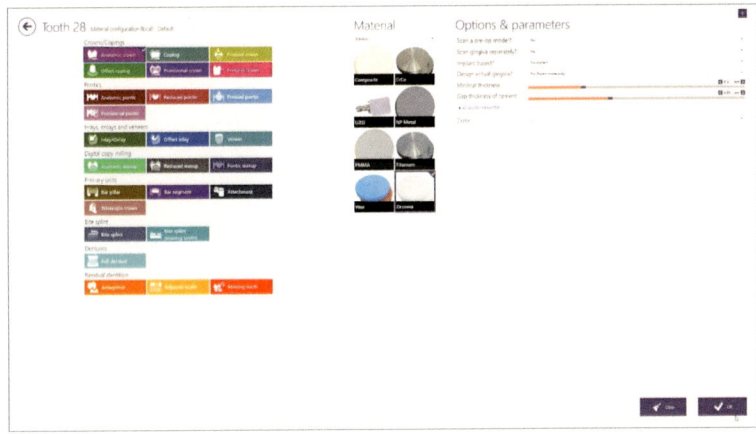

이 케이스에서 지대치는 아나토믹 크라운으로 설정하고 브릿지의 파닉 부분은 아나토믹 파닉으로 설정하였다. 확인 버튼을 누르고 교합기 타입을 선택한 다음 케이스를 저장한다. 저장 후 디자인 버튼이 활성화되면 클릭하여 디자인을 시작한다.

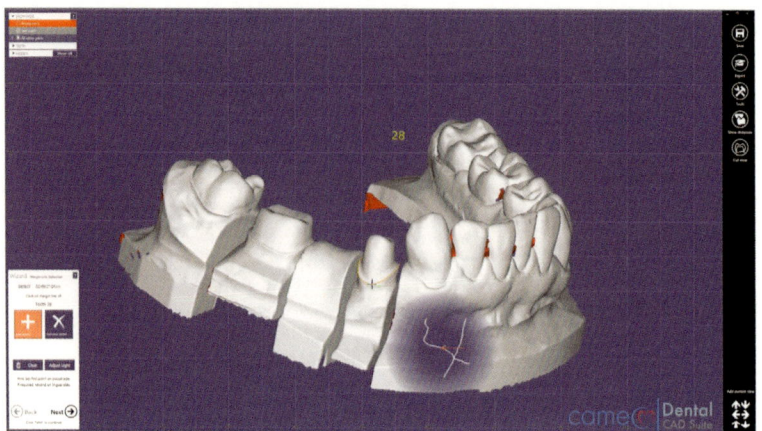

왼쪽 하단에 나타나는 마법사 창의 지시를 확인하고 나타난 치아 번호에 마진을 설정한다.

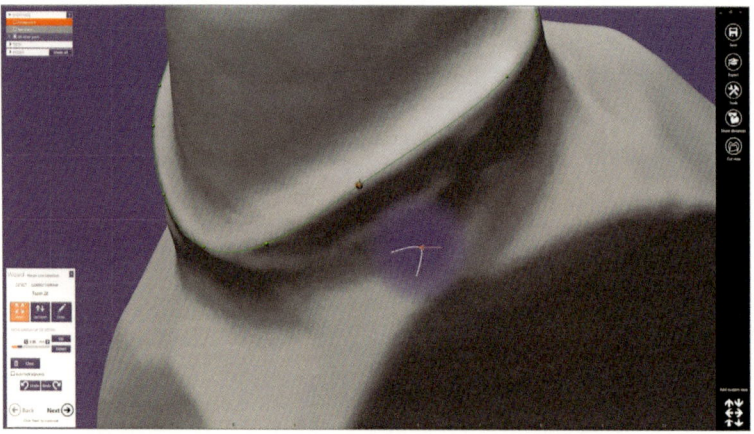

커렉션/드로(Correction/Draw) 탭으로 이동한 뒤 초록색 점을 마우스로 드래그하여 마진을 정밀하게 수정한다. 완료되면 다음 버튼을 클릭한다.

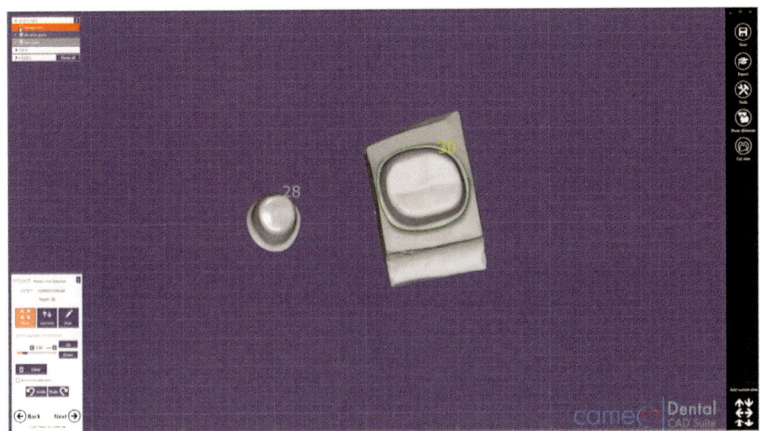

미리 설정해 둔 하악 대구치의 마진을 동일한 방식으로 그려주고 수정한다. 완료되면 다음 버튼을 클릭한다.

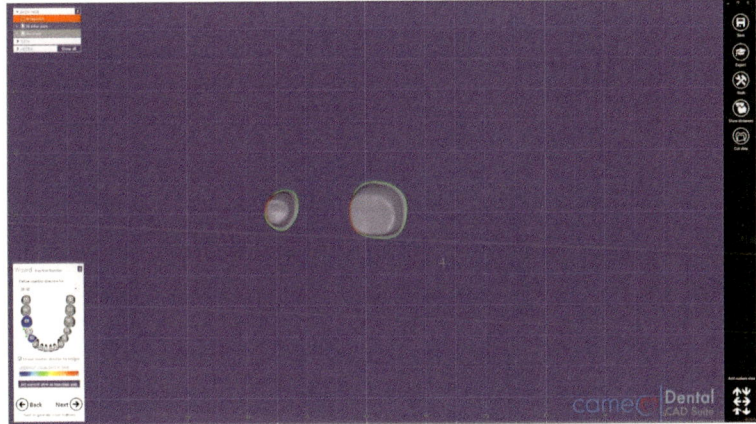

마우스 우 클릭 후 브릿지를 회전시켜 삽입 경로를 설정한다. 빨간색으로 표시되는 부분은 언더컷이 발생하는 부분이므로 이를 고려하여 삽입 경로를 정한다.

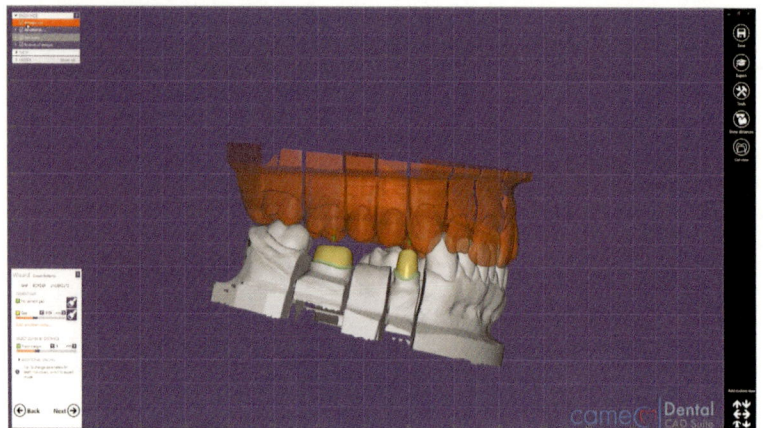

상악 모델과 하악 모델의 교합 플랜을 고려하여 삽입 경로를 확인한다. 적절하다면 브릿지의 내면갭, 보더 언더컷 설정을 각각 수행한다.

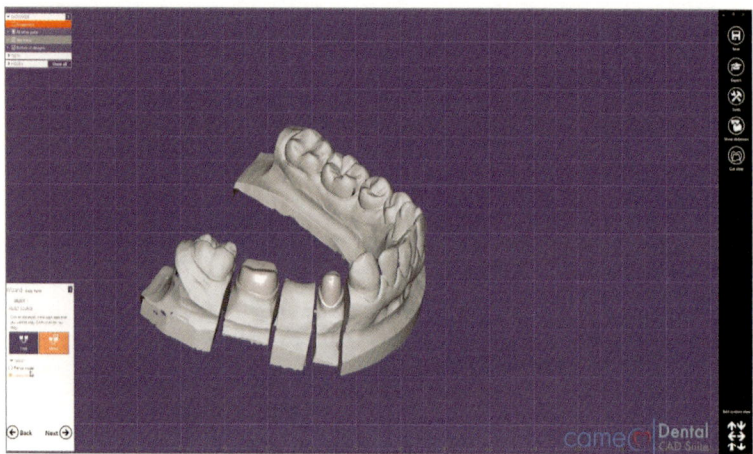

라이브러리 모델을 선택하여 저장된 치아모델을 불러온다.

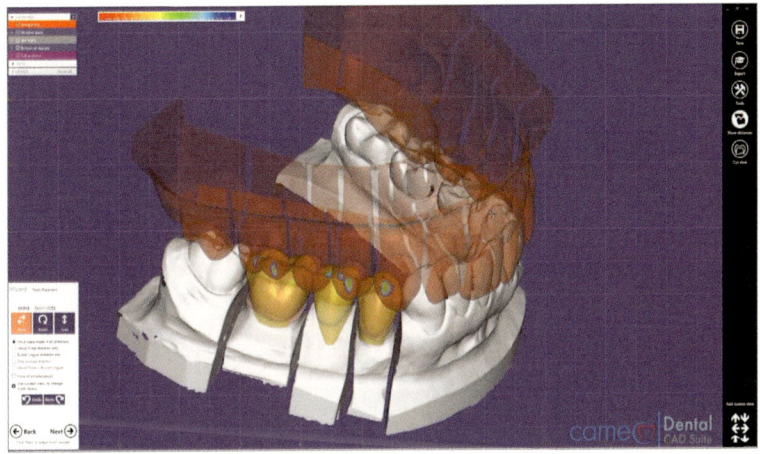

치아가 로드되면 좌측 상단에서 상악 STL을 켜고 드래그 바를 사용하여 투명도를 조정한다. 우측 상단의 쇼 디스턴스(Show distance) 버튼을 켜고 교합이 간섭되는 부분을 확인한다. 그 다음 좌측 하단의 이동 버튼 및 마우스를 사용하여 각 치아를 이동, 회전시킨다.

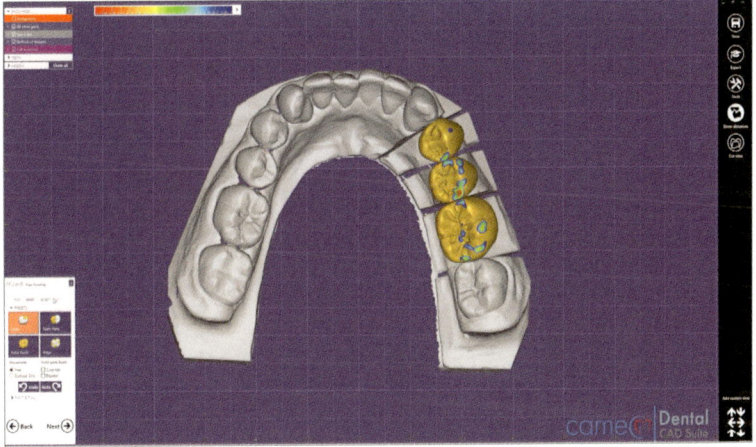

각 치아의 크기 및 위치 조정이 완료되면 어댑트 탭으로 넘어간다. 교합 간섭으로 표시된 부분을 어클루션(Occlusion), 컷 인터섹션(Cut intersection) 버튼을 차례로 클릭하여 한 번에 제거할 수 있다.

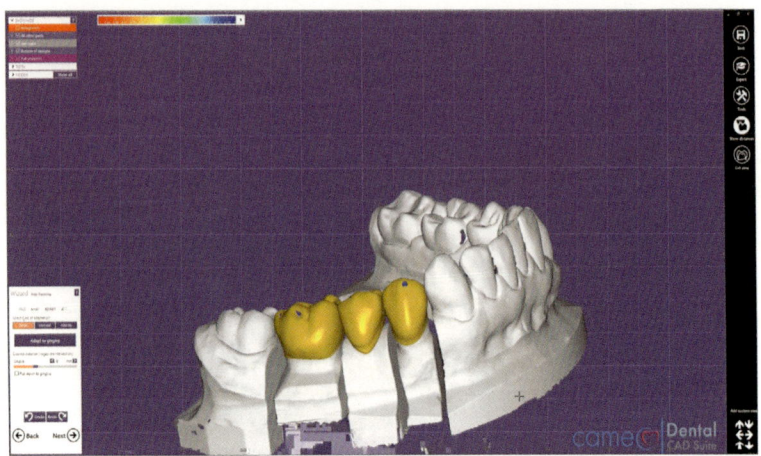

어댑트 탭에서 파닉을 클릭하고 어댑트 투 징지바를 클릭하면 잇몸의 형태에 맞게 파닉 베이스 부분의 형태가 조정된다.

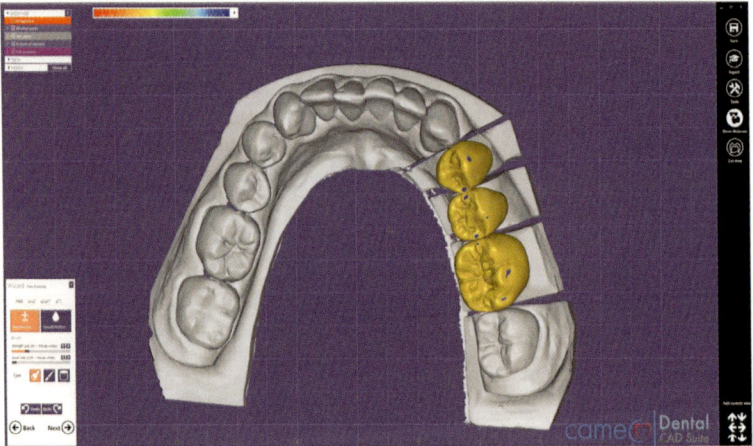

프리폼 탭에서 대합치와의 교합점 및 형태를 수정한다.

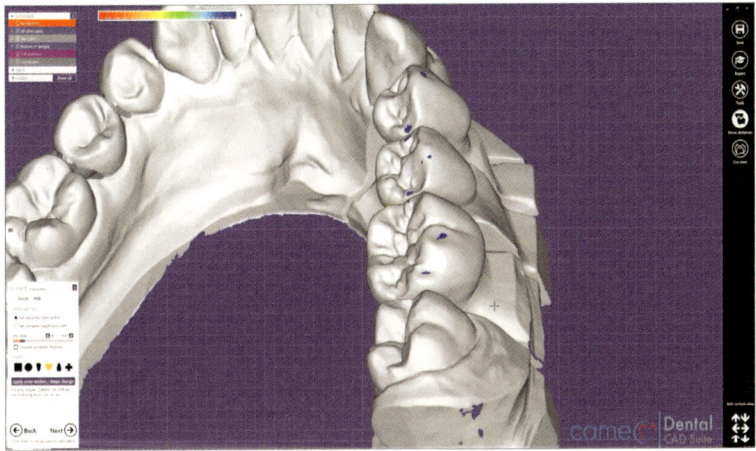

다음으로 넘어가 좌측 하단에 나타나는 커넥터의 형태를 선택한다.

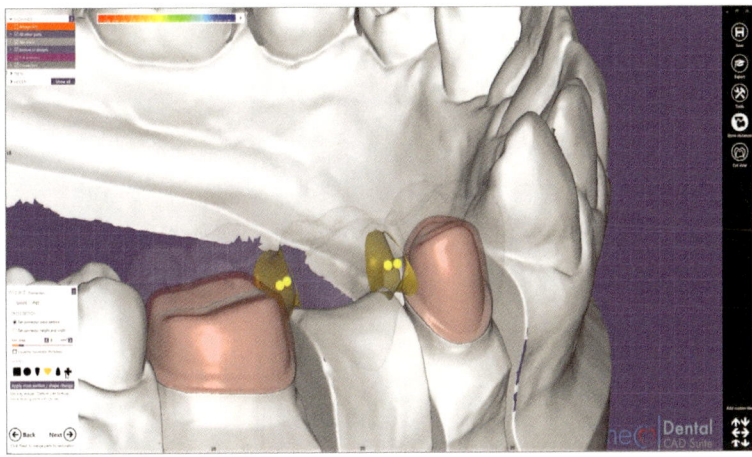

좌측 상단의 쇼/하이드(Show/hide) 창에서 아나토믹 크라운을 숨기면 커넥터의 형태와 위치를 확인할 수 있다. 노란색 점을 마우스 좌 클릭하여 커넥터 전체의 위치를 이동할 수 있다.

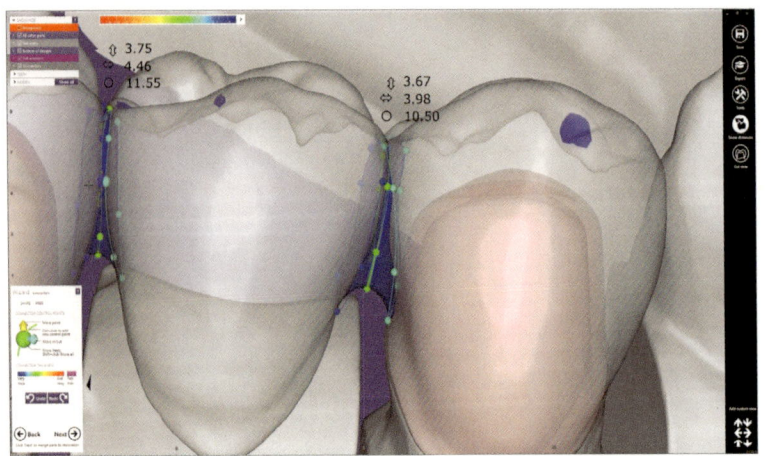

프리 탭을 선택하면 커넥터의 위치가 점과 선으로 나타난다. 각 선의 위치를 마우스로 드래그하여 상세한 수정이 가능하다.

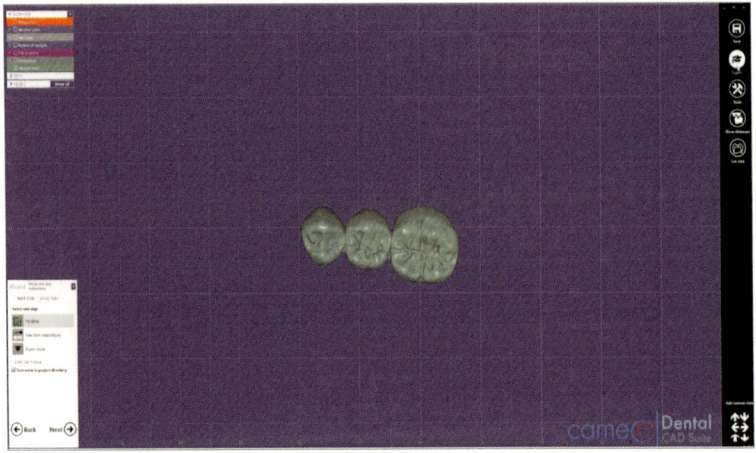

완성된 보철물을 저장한다.

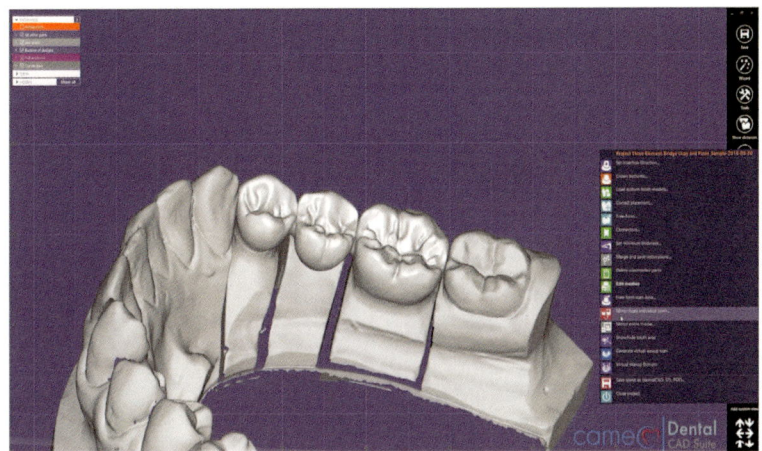

보철물 저장 이후에도 엑스퍼트 모드 및 뒤로 가기 버튼을 사용하여 추가적인 형태 수정이 가능하다.

04
베니어(Veneer) 디자인

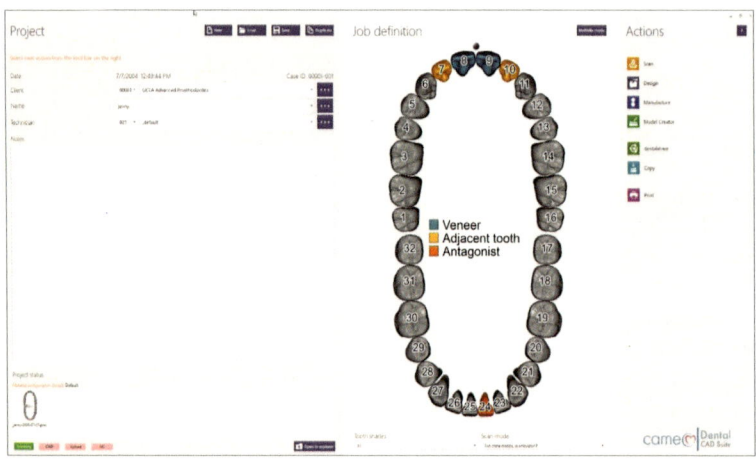

환자 차트 작성 후 보철물 선택 단계에서 베니어 크라운, 인접치와 대합치를 선택해 준다.

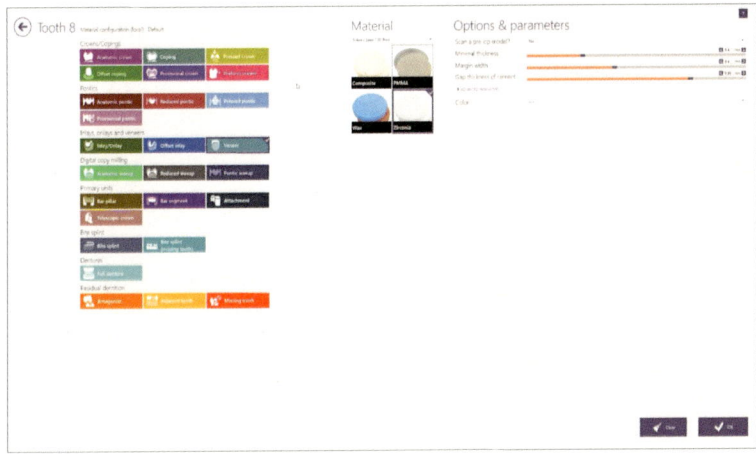

베니어 선택 단계에서 재료를 설정하고 pre-op 모델이 있는 경우 예스(yes)를 선택한다. 차트를 저장하고 디자인 버튼을 누른다.

마법사가 자동으로 실행되면 지시에 따라 상악과 하악 모델을 차례로 로드한다.

| 3장 | 덴털 캐드 소프트웨어

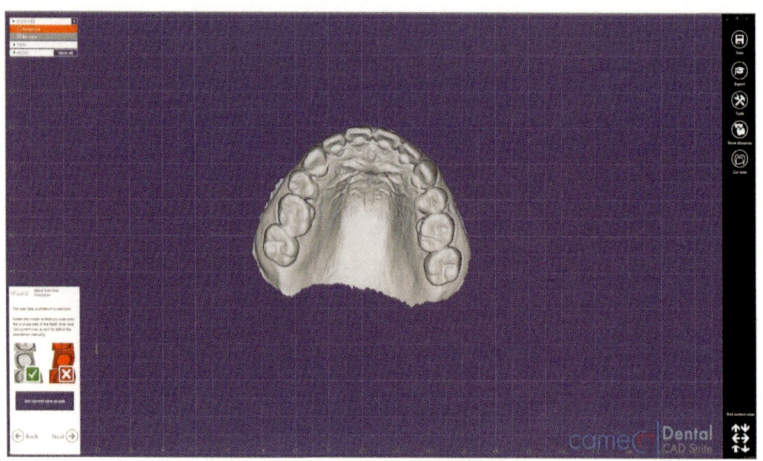

제작할 보철물의 삽입경로를 고려하여 모델의 축과 뷰를 설정한다.

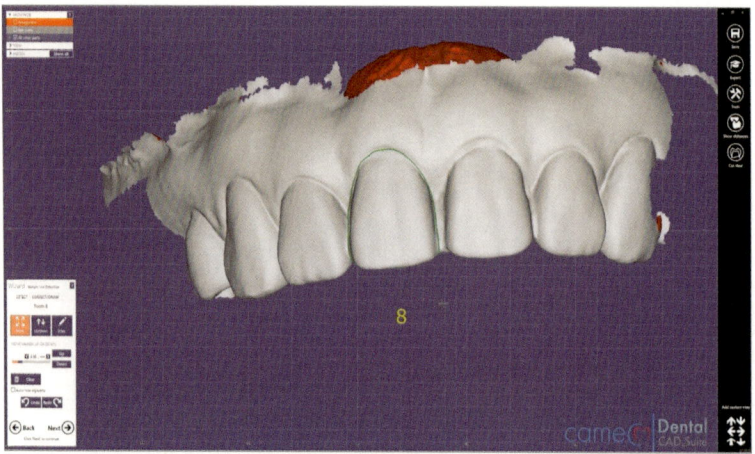

디텍트(Detect) 탭에서 마진 포인트를 추가하고 커렉트/드로(Correct/Draw) 탭에서 마진에 나타난 초록색 점을 마우스로 드래그하여 마진라인을 세밀하게 조정할 수 있다.

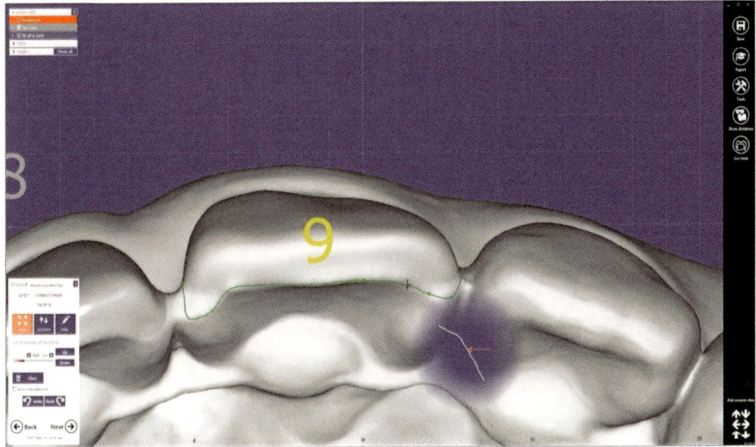

초록색 점에 마우스를 가져가면 보라색 창에서 마진을 확대하여 보여주므로 마진 수정 시에 참고할 수 있다.

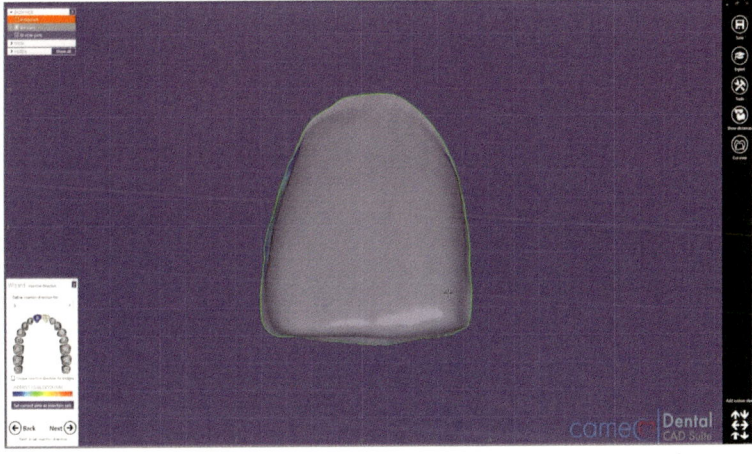

비니어의 삽입 경로를 설정한다. 언더컷(Undercut) 발생 부분은 컬러맵으로 표시되므로 이를 고려하여 보철물의 삽입경로를 설정한다.

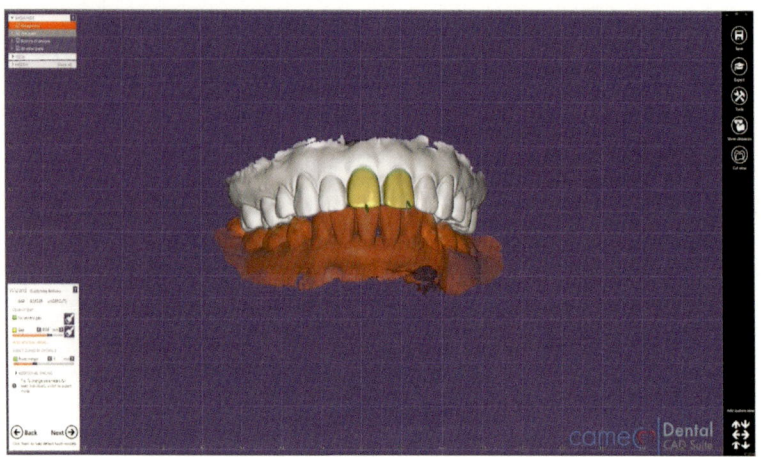

설정한 보철물의 내면갭을 조정하거나 보더 형태를 수정한다. 언더컷 탭에서 필요한 만큼 블록아웃을 수행할 수 있다.

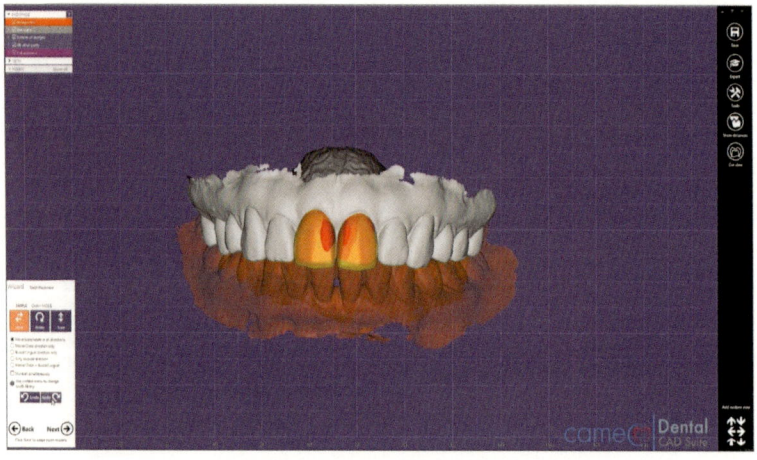

원하는 치아형태를 라이브러리에서 선택하거나 원하는 치아 형태를 모델 상에서 복제하는 방법으로 치아를 로드한다. 무브(Move), 로테이트(Rotate), 스케일(Scale) 버튼을 사용하여 치아를 원하는 방향으로 이동, 회전 또는 크기조정을 할 수 있다.

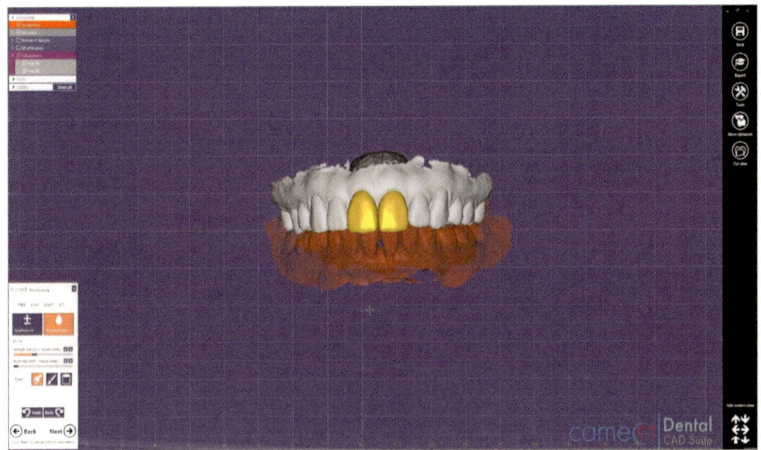

위치와 크기 조정이 완료되면 다음 버튼을 누른다. 프리 포밍(Free-Forming) 단계에서 애드/리무브(Add/Remove) 버튼을 사용하여 표면에 볼륨을 첨가하거나 삭제할 수 있다. 스무스/플래튼(Smooth/Flatten) 버튼을 사용하면 표면을 부드럽게 하거나 평평하게 수정할 수 있다. 조각도 타입마다 적용 강도, 범위를 조정하여 형태 수정이 가능하다.

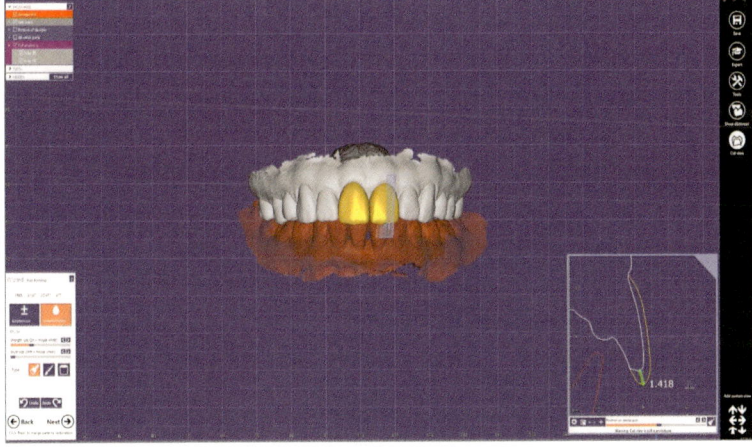

컷 뷰(Cut View) 버튼을 클릭하여 디자인된 비니어의 두께를 측정할 수 있다.

| 3장 | 덴털 캐드 소프트웨어

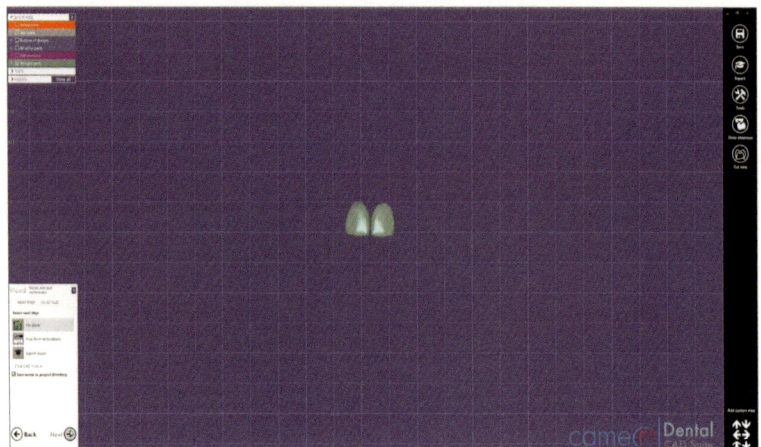

완성된 디자인을 STL 파일이나 원하는 확장자로 저장한다.

05

심미보철물 제작을 위한
디지털 스마일 디자인 활용

　　　　　　자연스러운 스마일라인 디자인을 위하여 환자의 3D 얼굴 스캔과 디지털 구강 스캔 데이터를 통합한 다음 디자인에 활용할 수 있다. 이를 디지털 스마일 디자인(Digital Smile Design; DSD)이라고 칭한다. DSD에는 다양한 방법이 있지만, 본 고에서는 얼굴 스캔을 활용한 방법을 소개하고자 한다.

　DSD를 수행하기 위해서는 디지털 구강 스캐너를 활용한 환자의 인상 채득이 필요하다.

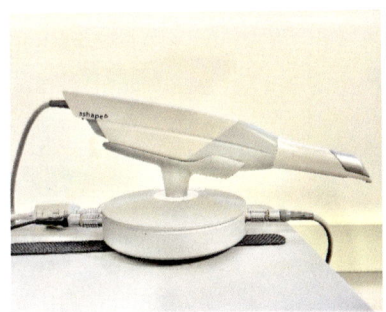 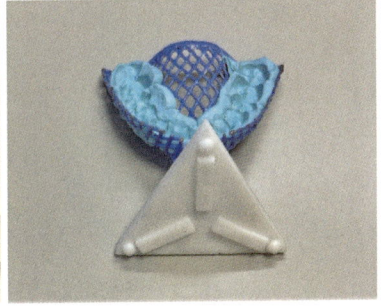

디지털 인상 채득이 완료되면 스캔바디를 부착한 트레이에 바이트 채득을 위한 인상재를 도포하고 환자가 트레이를 물고 있도록 한다. 얼굴 스캔 시 환자의 눈썹 위나 악 관절 부위에 마커를 부착하고 스캔하면 차후에 여러 개의 데이터를 중첩할 때 기준점으로 사용할 수 있다.

스캔바디를 물고 있는 얼굴 스캔이 정상적으로 이뤄졌다면 트레이를 제거하고 환자의 활짝 웃는 모습 및 편안한 미소를 지은 모습을 추가로 스캔한다.

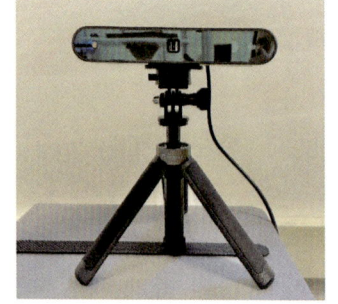

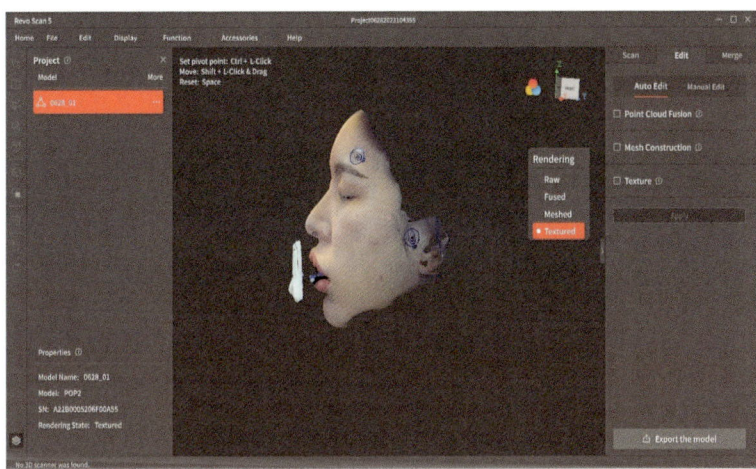

스캔바디를 물고 있는 상태의 얼굴 스캔.

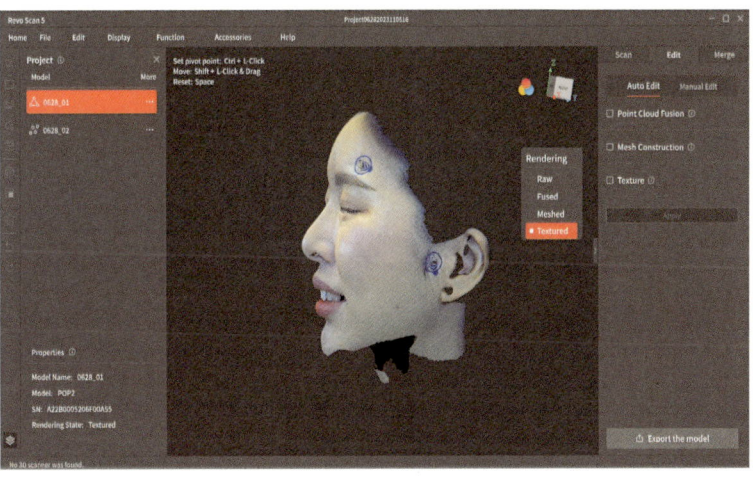

활짝 웃고 있는 상태의 얼굴 스캔.

| 3장 | 덴털 캐드 소프트웨어

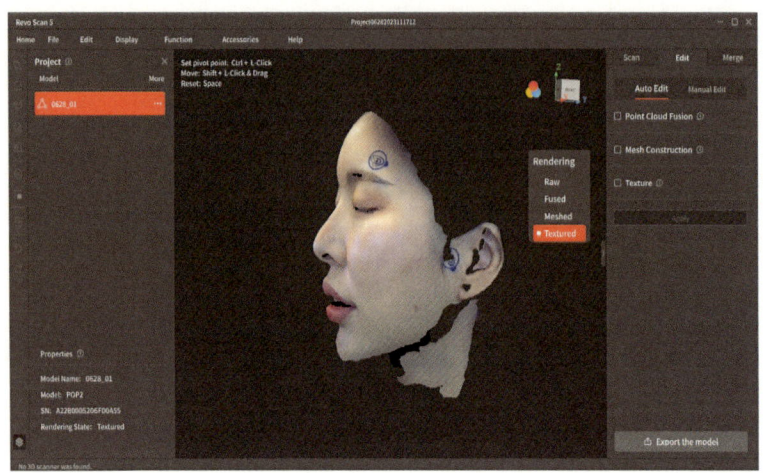

편안한 미소를 짓고 있는 상태의 얼굴 스캔.

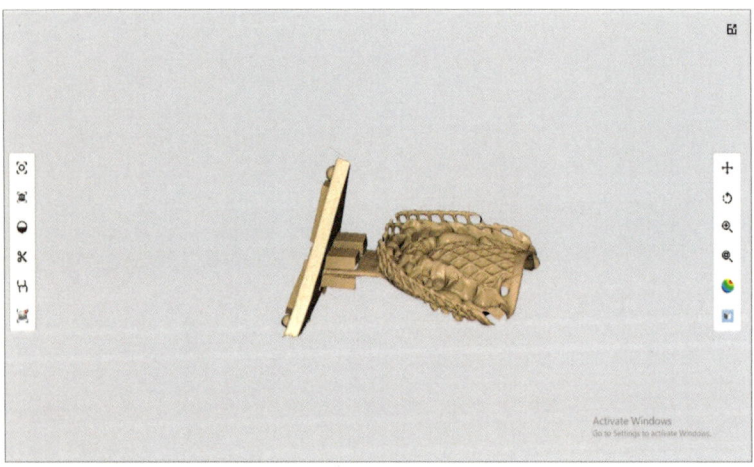

얼굴 스캔 채득 및 바이트(bite) 채득이 완료되었다면 모델스캔용 테이블탑 스캐너(tabletop scanner)를 사용하여 바이트 트레이 전체를 스캔한다. 이때는 스캔바디 부분과 바이트 부분이 잘 스캔되도록 하여 STL 파일을 저장한다.

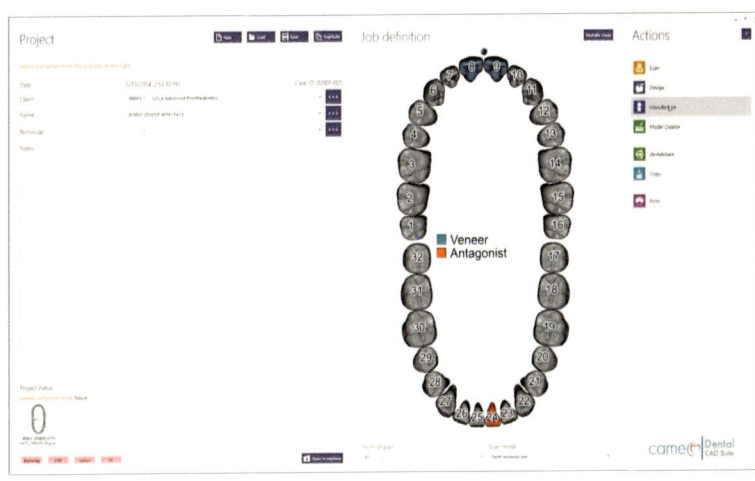

스마일라인 디자인이 필요한 환자의 차트를 작성하고 저장하여 디자인을 실행한다.

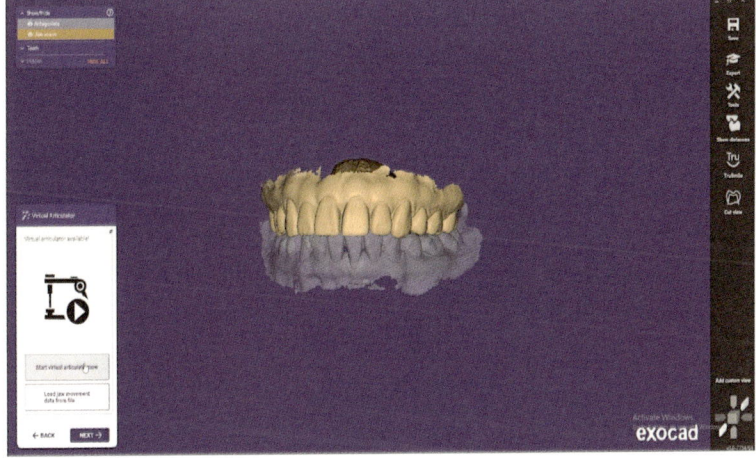

상악과 하악을 차례로 로드한다.

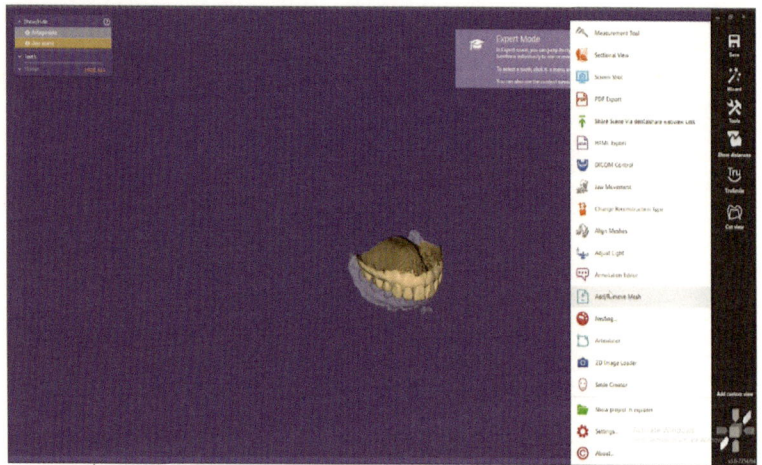

엑스퍼트(Expert) 모드로 전환하고 오른쪽에 있는 툴(Tool) 버튼과 애드/리무브(add/remove) 메시(mesh)를 차례로 클릭한다.

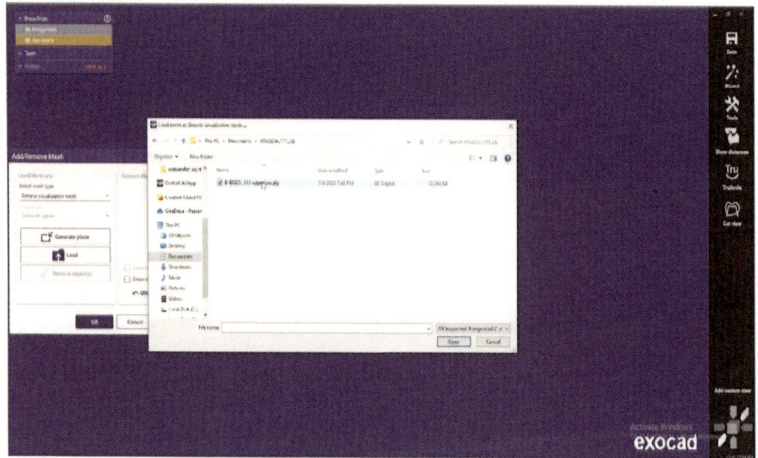

제너릭 비주얼리제이션(Generic visualization) 메시를 선택하고 스캔해둔 바이트 트레이(bite tray) STL을 로드한다.

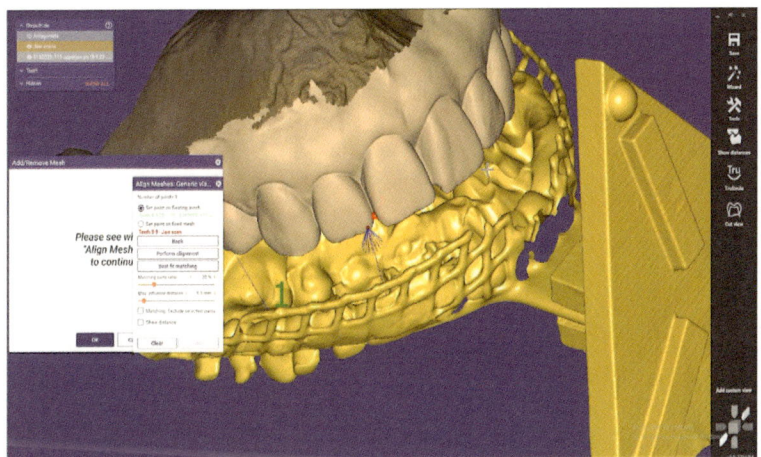

얼라인 메시스(Align meshes)를 클릭하고 트레이와 구강 스캔 이미지에서 동일한 선상을 점으로 연결한 다음 퍼폼 얼라인먼트(perform alignment)를 클릭한다.

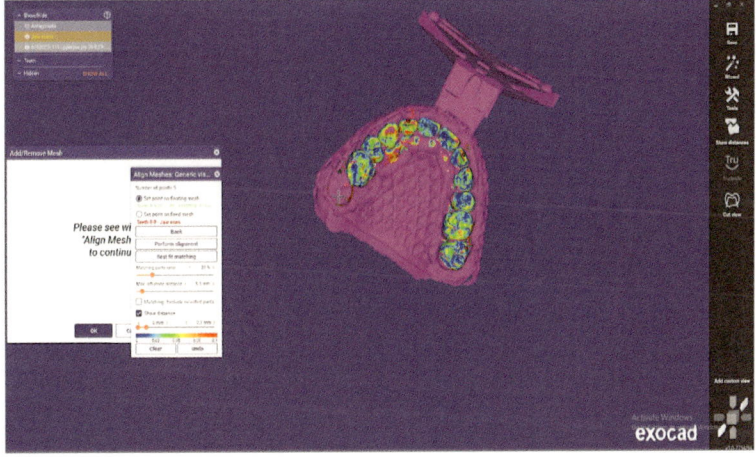

베스트핏(Bestfit) 정렬을 실행하면 중첩되는 부분의 편차를 컬러맵으로 확인할 수 있다. 정렬이 완료되면 확인을 누른다.

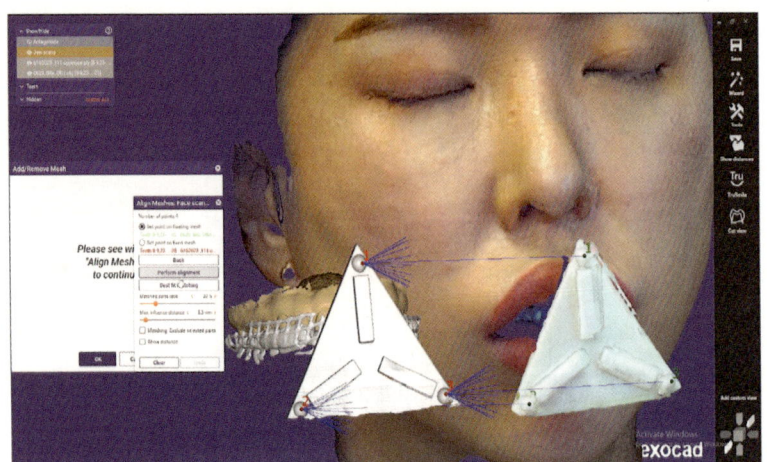

애드/리무브 메시(Add/remove mesh)에서 얼굴 스캔을 선택한 다음 스캔바디 트레이(scanbody tray)를 물고 촬영한 얼굴 스캔을 로드한다. 그 다음 같은 방법으로 메시를 정렬한다.

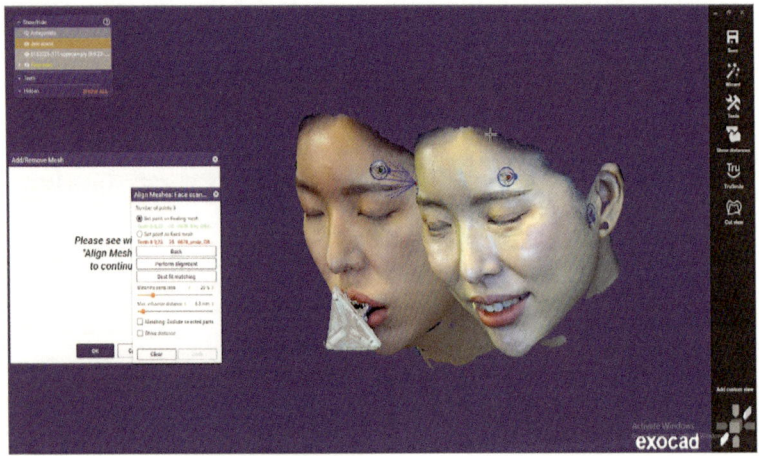

활짝 웃고 있는 모습의 얼굴 스캔을 추가로 등록한다. 이 단계에서는 환자의 얼굴에 미리 부착해 놓은 마커를 기준으로 정렬할 수 있다.

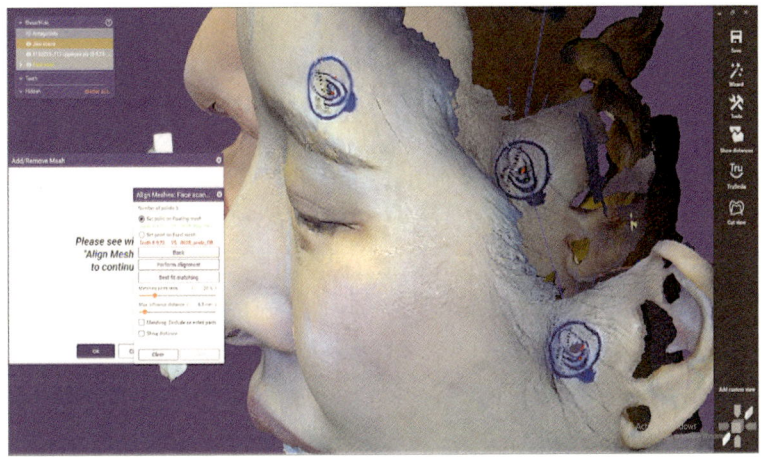

여러 개의 기준점을 정렬하여 정확도를 높일 수 있다.

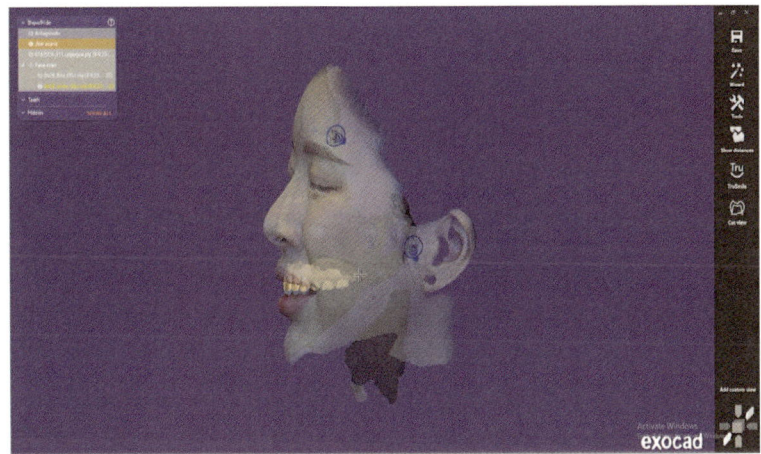

좌측 상단의 쇼/하이드(Show/hide) 창에서 불필요한 메시(mesh)를 숨겨준다. 동시에 얼굴 스캔의 투명도를 조정하면 구강 스캔 위치와 환자의 얼굴 간 관계를 동시에 확인할 수 있다.

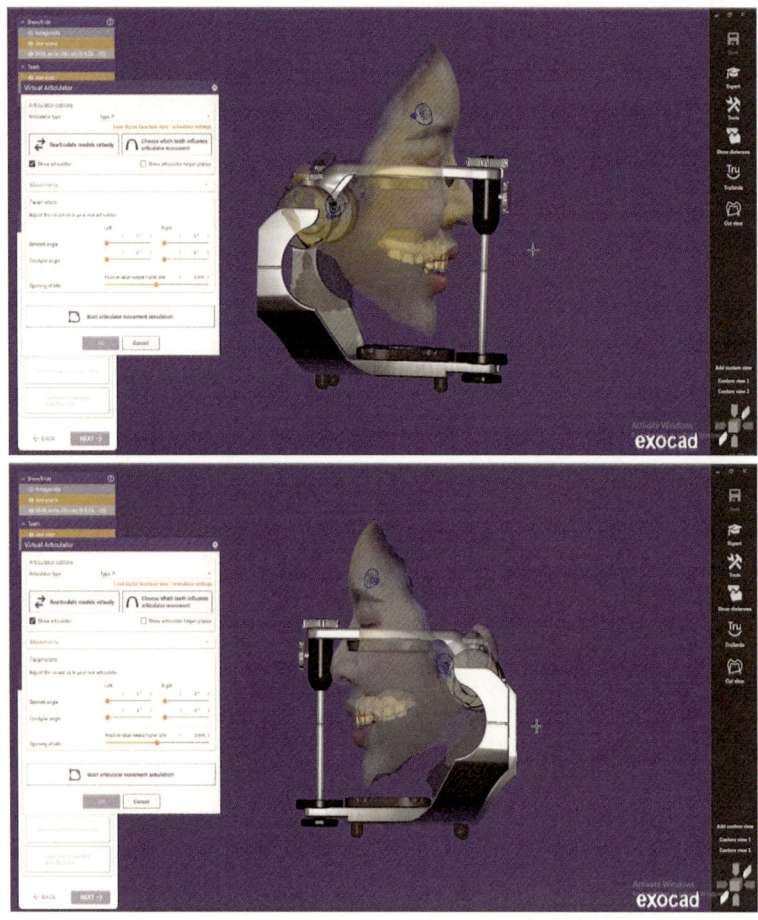

얼굴 스캔을 드래그하여 가상교합기(virtual articulator)에서의 위치를 조정할 수 있다.

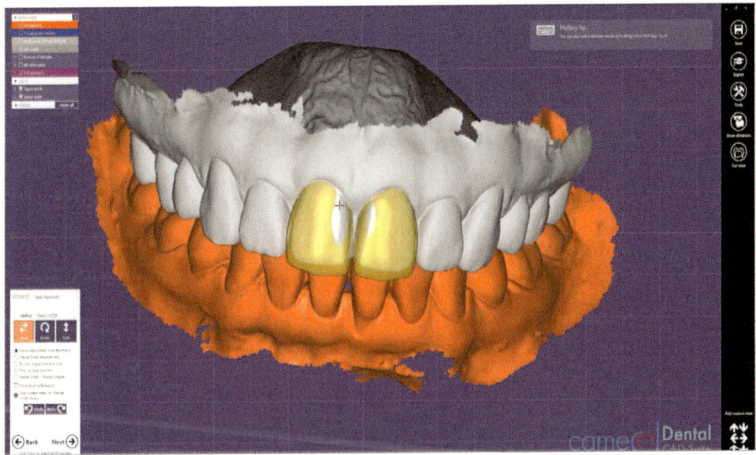

다시 마법사 모드로 전환하여 마진설정, 내면설정, 치아 위치 조정 및 디자인을 차례로 수행한다.

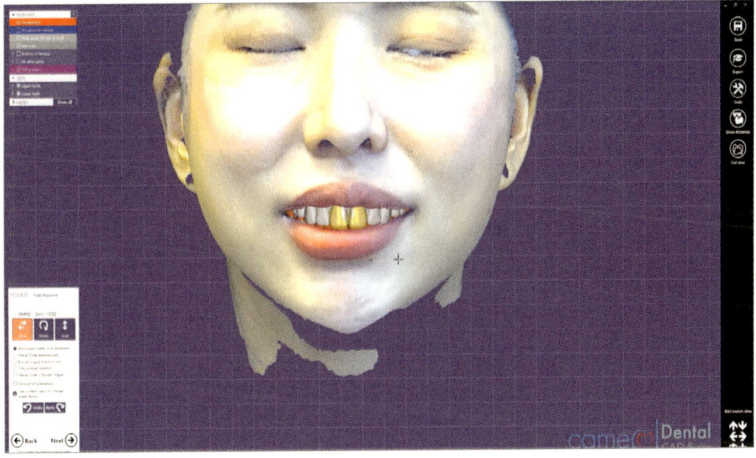

미리 로드한 얼굴 스캔을 쇼/하이드(show/hide) 창에서 켠 다음, 치아 형태 수정 및 스마일라인 디자인에 사용한다.

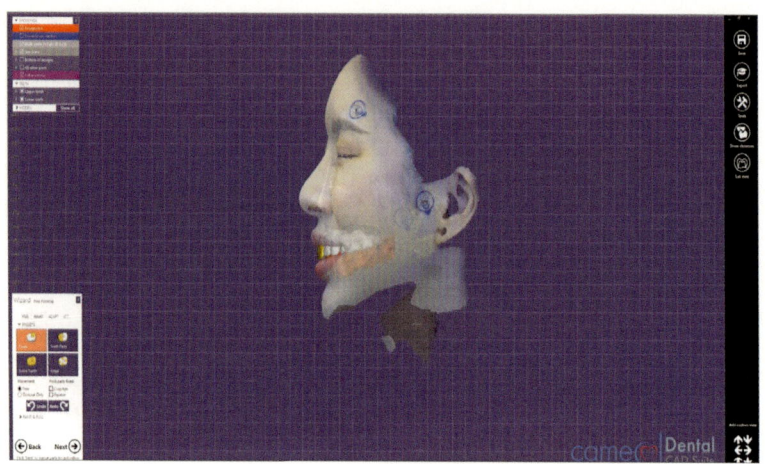

얼굴 스캔의 투명도를 조정하여 교합 플랜과의 관계를 함께 확인할 수 있다. 형태 수정이 완료되면 보철물 디자인을 저장한다.

06
임플란트 크라운 디자인

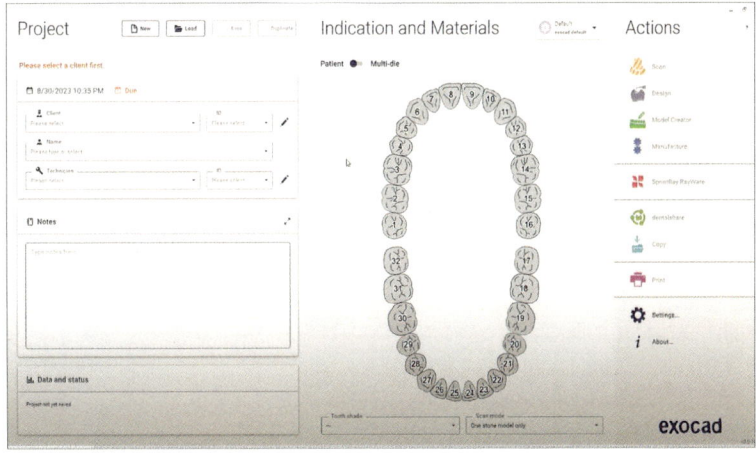

임플란트 크라운 제작을 위한 환자 차트를 생성한다.

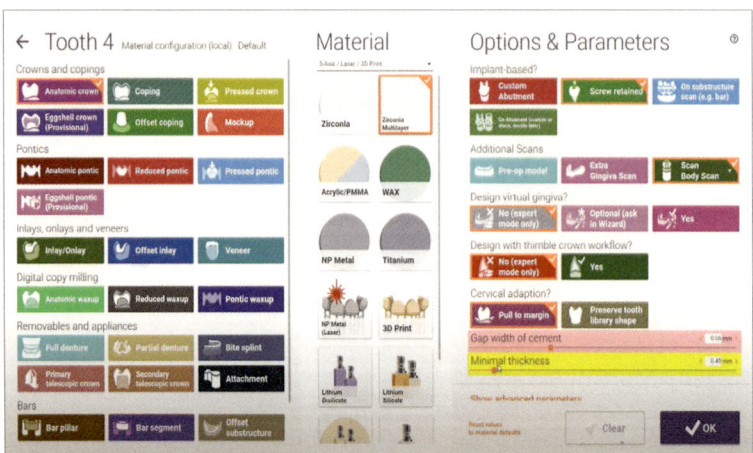

임플란트 크라운의 형태와 재료를 선택한 다음 어버트먼트의 종류를 선택한다. 임플란트 스캔바디를 연결하고 인상을 채득한 경우, 스캔바디 스캔을 선택한다. 이 단계에서 시멘트 갭과 최소 두께 설정이 가능하다.

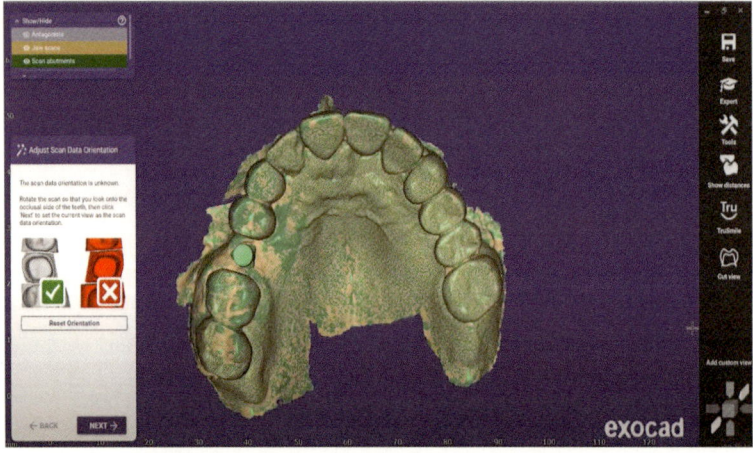

미리 저장해둔 환자 임프레션을 차례로 로드하고 마법사의 지시에 따라 모델뷰를 설정한다. 이때는 붉은색으로 표시되는 면이 아래를 향하도록 정렬한다.

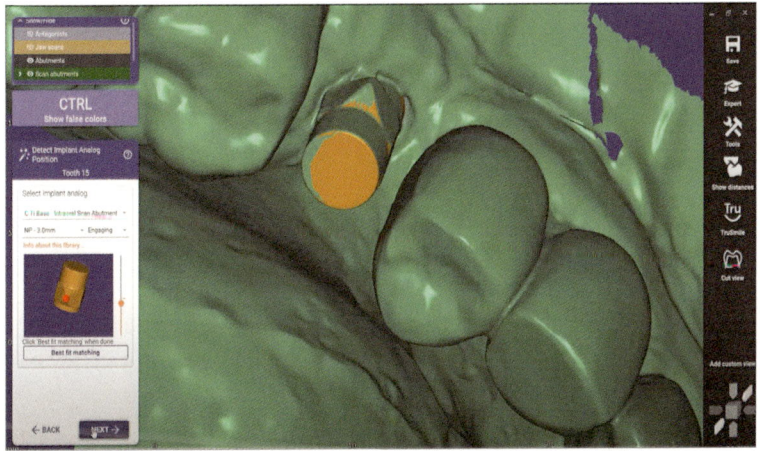

환자의 임플란트에 연결한 스캔바디와 동일한 스캔바디 라이브러리를 선택한다. 그 다음 스캔바디를 드래그하여 모델 상의 스캔바디와 수동으로 한 번 일치시킨다. 베스트 핏(Best fit) 정렬 버튼을 사용하여 스캔바디 라이브러리가 그림과 같이 완전히 정렬되도록 한다.

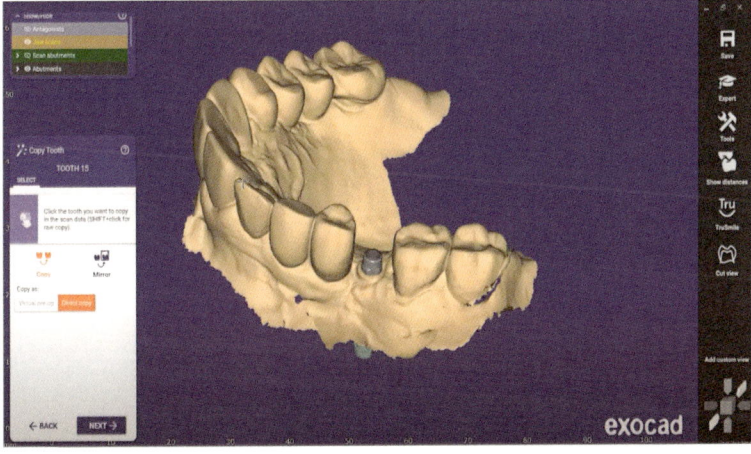

정렬이 완료되면 자동으로 어버트먼트가 생성된다. 그 다음 마법사 창에서 기존 환자 치아를 선택할지 라이브러리 상의 치아를 사용할지 묻는 창이 나타난다.

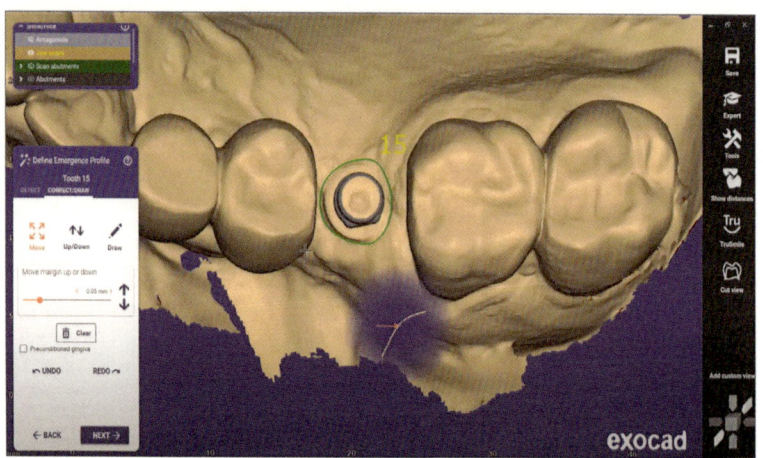

이머전시 프로파일(Emergency profile) 설정 단계에서 환자 치아의 크기, 어버트먼트의 크기를 고려하여 이머전시 프로파일 라인을 그린다. 마우스 왼쪽 버튼을 클릭하여 그릴 수 있으며, 초록색 점을 드래그, 드롭하여 마진 라인을 수정할 수 있다.

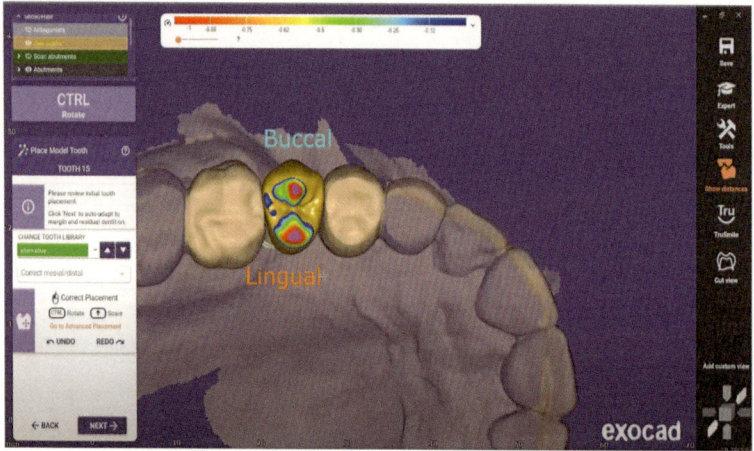

치아 라이브러리 선택 창에서 환자에게 알맞은 형태의 치아를 선택하고 마우스 왼쪽 버튼으로 드래그하여 위치를 조정한다. 이때 쇼 디스턴스(show distance) 버튼을 클릭하면 대합

치와 인접치의 거리를 컬러맵으로 볼 수 있다. 간섭되는 부분과 교합 높이를 고려하여 치아 위치와 크기를 결정한다.

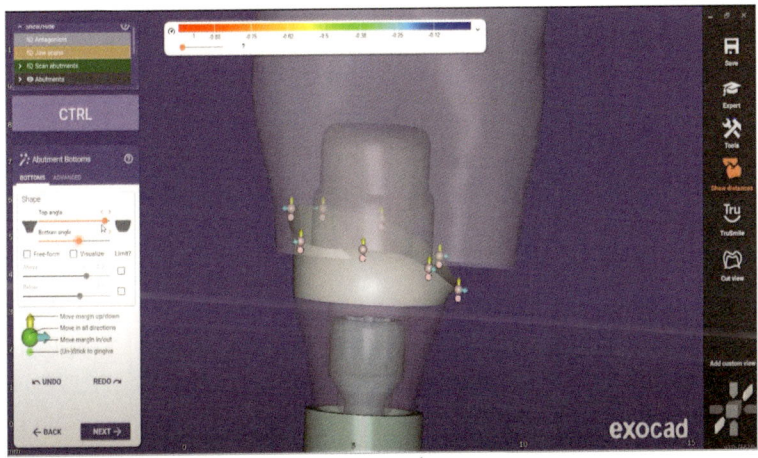

어버트먼트 하부 디자인을 실시한다. 점에 연결되어 있는 화살표의 방향에 따라서 어버트먼트를 상하 또는 좌우로 이동시켜 디자인을 수행할 수 있다. 셰이프(Shape) 탭에 있는 토글 버튼을 사용하면 어버트먼트 하부를 오목하게 또는 볼록하게 바꿀 수 있다.

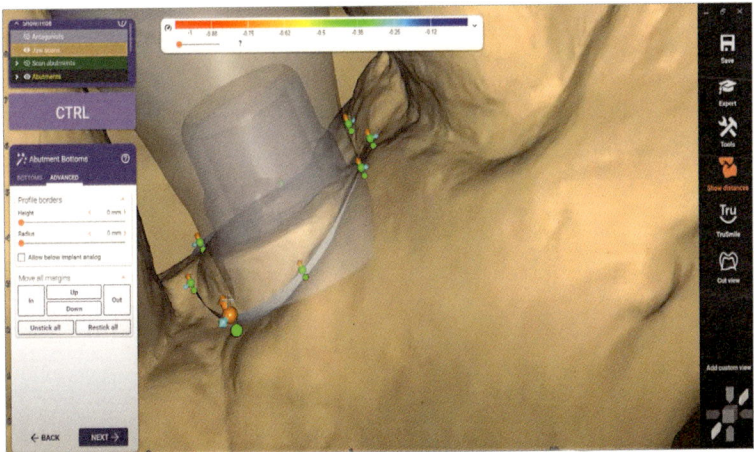

쇼/하이드(Show/hide) 탭에서 토글 버튼을 드래그하면 작업모델을 켜고 끄는 것이 가능하다. 이를 사용하여 잇몸의 높이를 확인하면서 어버트먼트 하부디자인을 수정한다.

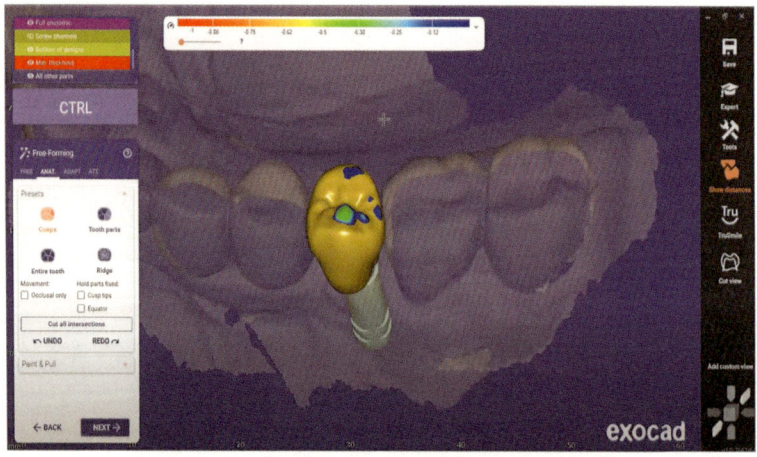

크라운 형태 수정을 수행한다. 인접치와 대합치의 관계를 고려하여 치아의 교합 높이를 수정한다.

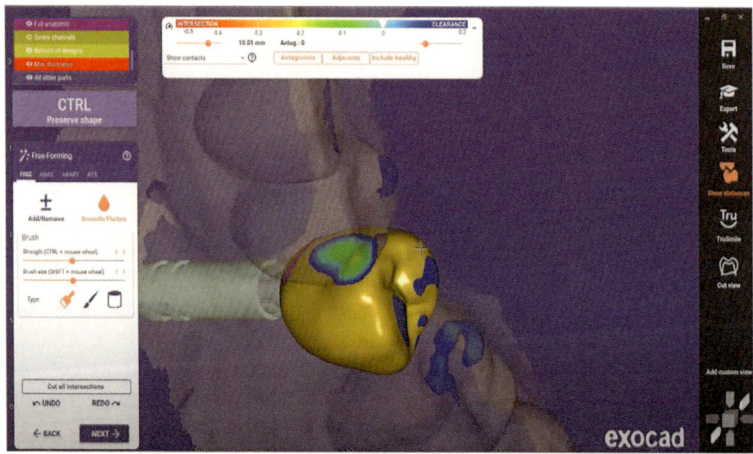

임플란트 크라운의 인접면이 잘 폐쇄될 수 있도록 자유형태 수정을 통해서 볼륨을 더하거나 삭제한다.

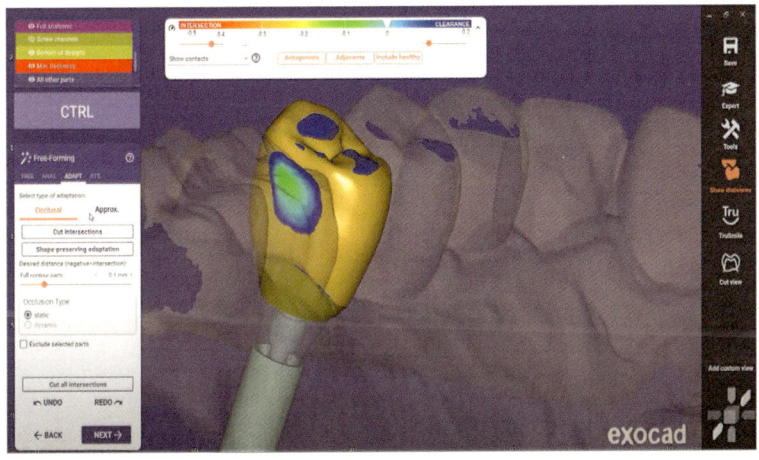

컬러맵을 참고하여 보철물의 인접면, 교합면이 충분히 보강될 수 있도록 디자인한다.

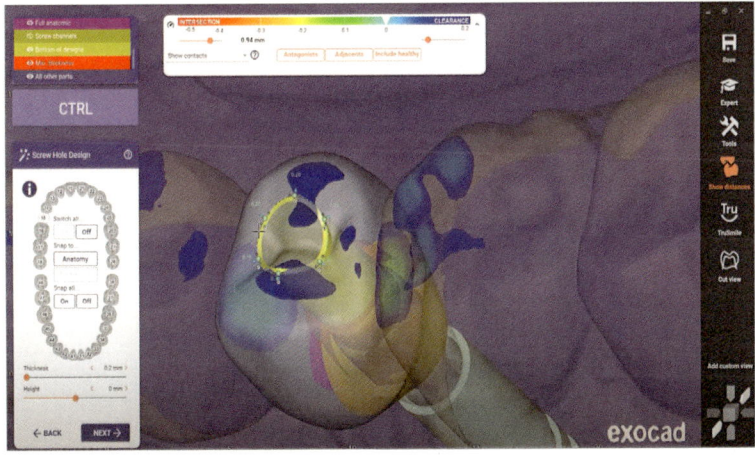

스크류홀 주변으로 형태수정을 위한 점이 생성된다. 점에 연결된 화살표의 방향에 따라 스

크류홀의 높이를 상하로 또는 좌우로 움직여 디자인을 수정한다.

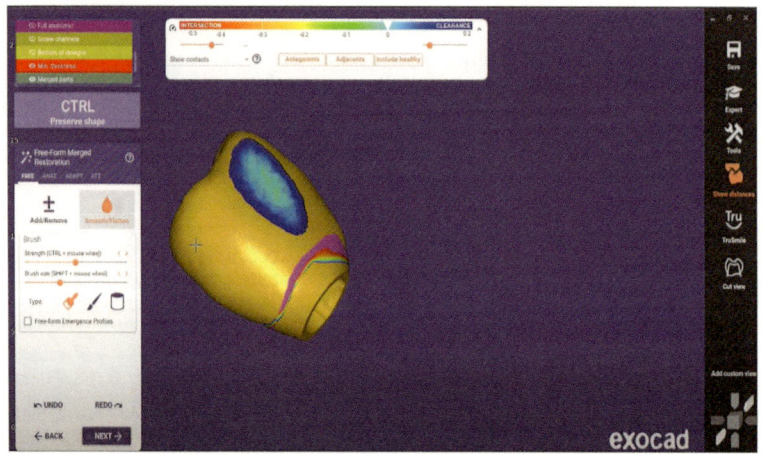

디자인한 크라운이 완성된 이후에도 전문가모드 탭을 클릭하면 자유롭게 형태 수정이 가능하다. 임플란트 크라운이 완성되면 프로젝트를 저장한다.

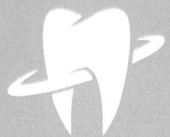 4장

치과용 3D 프린팅

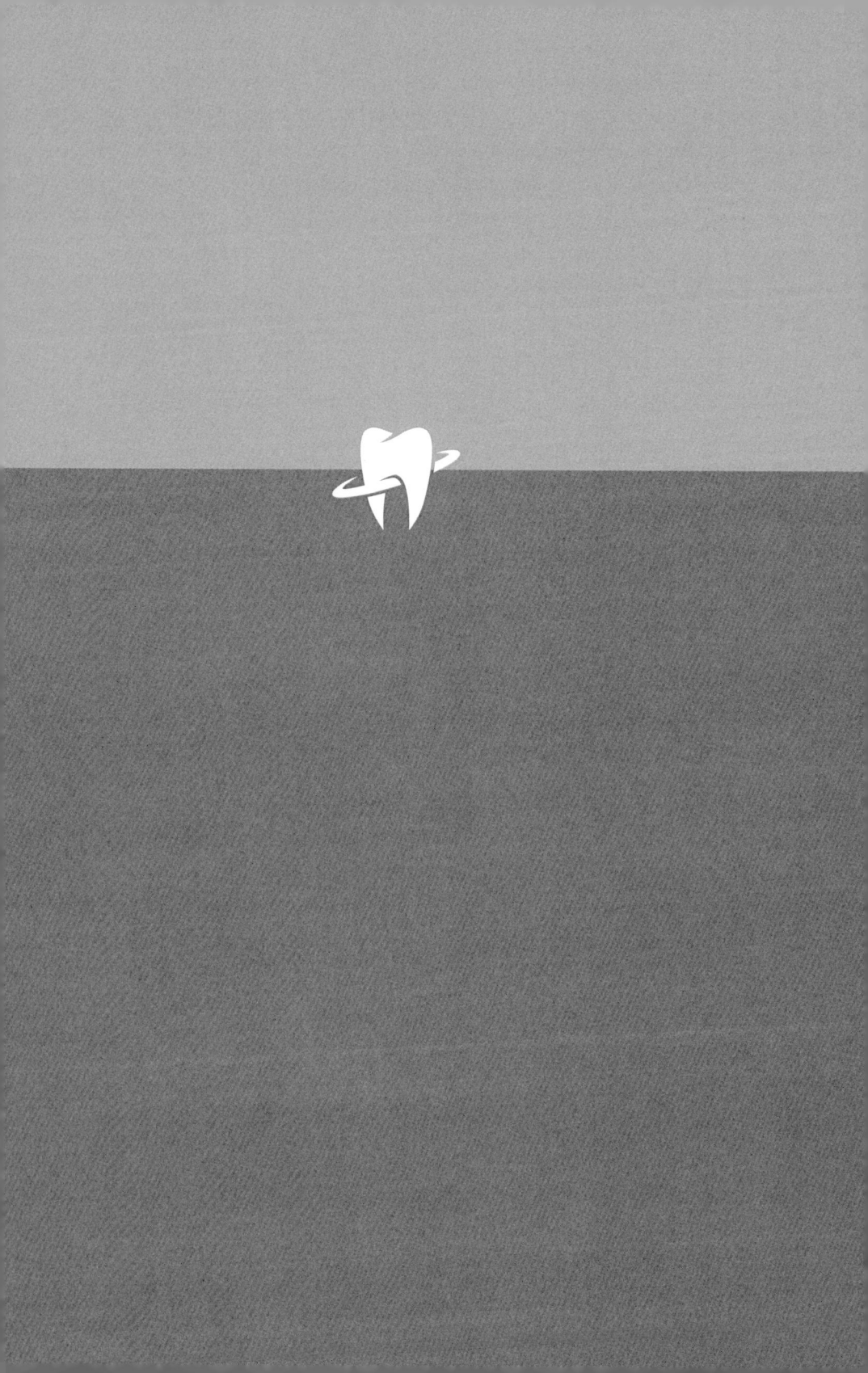

01

3D 프린팅의 종류

3D 프린터에는 다양한 종류가 있으며, 각각의 특징과 장점을 가지고 있다. 현재 많이 사용되고 있는 주요 3D 프린터에 대해 알아보자.

1. Stereolithography(SLA) 프린터: SLA 프린터는 액상의 광경화성 수지에 레이저 또는 자외선(UV) 빛을 조사하여 레진을 선택적으로 경화시키는 방식을 사용한다. 레이저는 레진 표면을 스캔하여 점 하나하나를 경화시키고 원하는 형태로 쌓는 광중합 방식을 사용한다. SLA 프린터에서 레이저는 레진 표면을 한점씩 스캔해야 하므로 인쇄 속도가 느려질 수 있다. 반면에 SLA 프린터는 레진을 경화하기 위해 광원으로 레이저를 사용하기 때문에 더 작고 미세한 형상을 출력하고

자 할 때에도 높은 해상도와 매끄러운 표면의 3D 물체를 얻을 수 있다, 따라서 치과 모델이나 수술 가이드 등을 세밀하고 정교한 물체 등 정확성이 중요한 치과응용 분야에서 유용하게 사용될 수 있다.

2. Digital Light Processing(DLP) 프린터: DLP 프린터도 광경화성 액상수지에 빛을 조사하여 원하는 형태로 경화시키는 방식을 사용하지만, 레이저 대신 디지털 마이크로미러 장치(DMD) 또는 액정 디스플레이(LCD) 패널을 광원으로 사용한다. DMD 또는 LCD 패널은 그리드 또는 패턴 형태의 자외선 빛을 액상수지에 조사하여 원하는 모양에 따라 선택적으로 액상 레진을 경화시킨다. DLP 프린터는 SLA 프린터와 비슷한 원리로 작동하지만, 레진 표면을 스캔하여 점 하나하나 경화시키는 SLA 방식과 달리 자외선 빛을 그리드 또는 패턴 형태로 수지 전체 층에 투사하여 한 번에 모두 경화시킨다. 이와 같이 한 번의 노출로 레진의 전체 레이어를 경화시킬 수 있기 때문에 일반적으로 SLA 프린터보다 빠르다는 장점이 있다. 빠른 인쇄 속도와 높은 정밀도로 치과 모델, 수술 가이드, 교정기 등을 제작할 때 사용할 수 있다.

3. Fused Deposition Modeling(FDM) 프린터: FDM 프린터는 원하는 물체를 생성하기 위해서 열가소성 재료를 사용한다. 노즐을 가열하여 필라멘트재료를 녹이고 조금씩 압출하여

재료를 층층이 쌓는 방식을 사용한다. 노즐 부분이 미리 디자인한 물체의 형태대로 플랫폼을 이동하면서 재료를 쌓고, 가열했던 재료가 식고 굳으면서 3D 출력물을 만든다. FDM 프린터는 치과 모형, 수술 가이드, 얼라이너 및 기타 치과 장치를 생성하기 위해 치과에서 널리 사용된다. 경제성, 사용 용이성 및 광범위한 재료 호환성을 장점으로 꼽을 수 있다. 그러나 다른 유형의 3D 프린터와 비교할 때 FDM 프린터로 제작한 출력물은 디테일이 떨어질 수 있으며 매끄러운 표면을 생성하는 데 한계가 있을 수 있다.

4. Poly Jet 프린터: Poly Jet 프린터는 광중합 액상수지를 사용하여 3D 물체를 출력한다. 이 프린팅 방식을 사용하면 다양한 재료나 색상을 혼합한 출력물 생성이 가능하기 때문에 재료의 강도나 색상의 조절이 필요한 경우 사용할 수 있다. 프린터에 장착된 작은 팁에서 액상 레진을 소량으로 분출하고 광중합하는 과정을 반복함으로써 원하는 지오메트리를 형성하는 방식이다. 일반적인 광중합 수지를 사용한 3D 프린팅 장비와 마찬가지로 출력 이후에는 표면세척 및 광중합 등의 후처리가 필요하다.

5. Selective Laser Sintering(SLS) 프린터: 선택적 레이저 소결(SLS)은 레이저를 사용해 분말 재료를 융합하여 3D 물체를 만드는 적층 제조 기술이다. 액체 레진을 사용하는

SLA(Stereolithography) 또는 DLP(Digital Light Processing) 프린터와 달리 SLS 프린터는 플라스틱, 금속, 세라믹 등 다양한 분말 재료가 사용된다. 분말 재료를 프린팅 베드에 고르게 놓고 분말 재료를 선택적으로 가열하고 융합하는 고성능 레이저를 사용한다. 레이저는 인쇄할 개체의 단면을 스캔하여 입자를 원하는 패턴으로 녹이고 응고시켜 층층이 재료를 쌓아 원하는 형태의 객체를 만든다. SLS 프린팅의 장점 중 하나는 다른 3D 프린팅 기술과 같은 지지 구조가 필요하지 않다는 것이다. 레이저로 재료를 응고시킬 때 주변 파우더가 인쇄 과정에서 자연스러운 지지대 역할을 하므로 추가 지지대 재료가 필요하지 않다. 이를 통해 지지대에 의한 제한 없이 더 복잡한 형상과 디자인이 가능하다. SLS 프린터는 금속으로 된 치과 보철물이나 프레임워크 등 다양한 맞춤형 치과 장치를 제작하는 데 사용될 수 있다. SLS 프린터는 높은 정확도와 기계적 강도가 필요한 부품 및 복잡한 형상을 생산하기 위해 다양한 산업에서 널리 사용된다. 그러나 SLS 프린터는 일반적으로 더 비싸고 분말 재료를 취급하기 위한 특수 장비가 필요하다.

재료를 층층이 쌓는 방식을 사용한다. 노즐 부분이 미리 디자인한 물체의 형태대로 플랫폼을 이동하면서 재료를 쌓고, 가열했던 재료가 식고 굳으면서 3D 출력물을 만든다. FDM 프린터는 치과 모형, 수술 가이드, 얼라이너 및 기타 치과 장치를 생성하기 위해 치과에서 널리 사용된다. 경제성, 사용 용이성 및 광범위한 재료 호환성을 장점으로 꼽을 수 있다. 그러나 다른 유형의 3D 프린터와 비교할 때 FDM 프린터로 제작한 출력물은 디테일이 떨어질 수 있으며 매끄러운 표면을 생성하는 데 한계가 있을 수 있다.

4. Poly Jet 프린터: Poly Jet 프린터는 광중합 액상수지를 사용하여 3D 물체를 출력한다. 이 프린팅 방식을 사용하면 다양한 재료나 색상을 혼합한 출력물 생성이 가능하기 때문에 재료의 강도나 색상의 조절이 필요한 경우 사용할 수 있다. 프린터에 장착된 작은 팁에서 액상 레진을 소량으로 분출하고 광중합하는 과정을 반복함으로써 원하는 지오메트리를 형성하는 방식이다. 일반적인 광중합 수지를 사용한 3D 프린팅 장비와 마찬가지로 출력 이후에는 표면세척 및 광중합 등의 후처리가 필요하다.

5. Selective Laser Sintering(SLS) 프린터: 선택적 레이저 소결(SLS)은 레이저를 사용해 분말 재료를 융합하여 3D 물체를 만드는 적층 제조 기술이다. 액체 레진을 사용하는

SLA(Stereolithography) 또는 DLP(Digital Light Processing) 프린터와 달리 SLS 프린터는 플라스틱, 금속, 세라믹 등 다양한 분말 재료가 사용된다. 분말 재료를 프린팅 베드에 고르게 놓고 분말 재료를 선택적으로 가열하고 융합하는 고성능 레이저를 사용한다. 레이저는 인쇄할 개체의 단면을 스캔하여 입자를 원하는 패턴으로 녹이고 응고시켜 층층이 재료를 쌓아 원하는 형태의 객체를 만든다. SLS 프린팅의 장점 중 하나는 다른 3D 프린팅 기술과 같은 지지 구조가 필요하지 않다는 것이다. 레이저로 재료를 응고시킬 때 주변 파우더가 인쇄 과정에서 자연스러운 지지대 역할을 하므로 추가 지지대 재료가 필요하지 않다. 이를 통해 지지대에 의한 제한 없이 더 복잡한 형상과 디자인이 가능하다. SLS 프린터는 금속으로 된 치과 보철물이나 프레임워크 등 다양한 맞춤형 치과 장치를 제작하는 데 사용될 수 있다. SLS 프린터는 높은 정확도와 기계적 강도가 필요한 부품 및 복잡한 형상을 생산하기 위해 다양한 산업에서 널리 사용된다. 그러나 SLS 프린터는 일반적으로 더 비싸고 분말 재료를 취급하기 위한 특수 장비가 필요하다.

02

3D 프린팅 장비의 구성

Stereolithography(SLA) 프린터

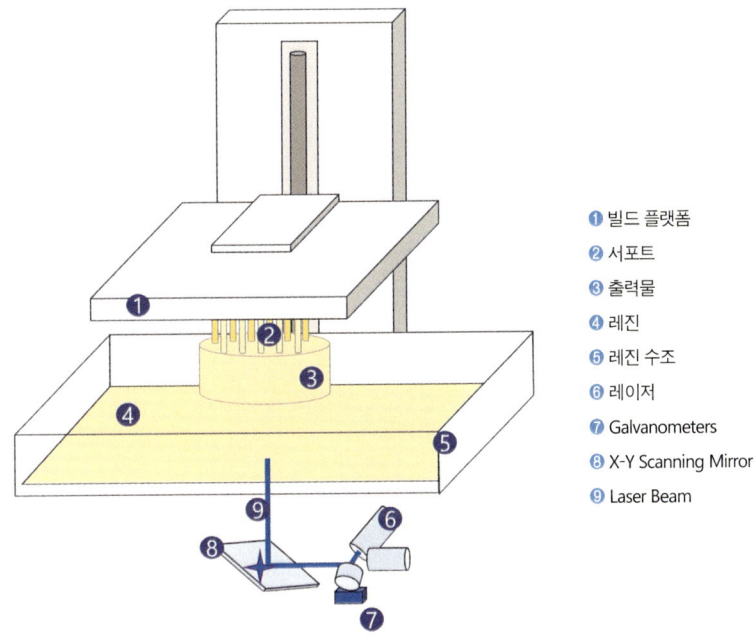

❶ 빌드 플랫폼
❷ 서포트
❸ 출력물
❹ 레진
❺ 레진 수조
❻ 레이저
❼ Galvanometers
❽ X-Y Scanning Mirror
❾ Laser Beam

① **빌드 플랫폼**: 빌드 플랫폼은 수지 탱크 안에 위치한 이동 가능한 플랫폼으로, 프린트된 물체를 보관한다. 각 층이 경화될 때마다 서서히 내려가거나 올라가며, 새로운 층의 수지가 이전 층에 밀착되도록 한다. 이를 통하여 안정적이고 정확한 프린트를 할 수 있다.

② **서포트**: 프린트되는 모델에서 높은 경사가 있는 부분이나, 공중에 떠 있는 부분을 지지하여 모양이 유지되도록 돕는다.

③ **출력물**: 광중합 수지가 레이저에 의하여 층층이 쌓이면서 출력물이 3차원으로 만들어지게 된다.

④ **레진**: 3D 프린팅을 위한 광중합 수지

⑤ **레진 수조**: 레진 수조는 SLA 프린팅 과정에서 사용되는 액상 광중합성 수지를 담는 용기이다. 일반적으로 수조의 바닥은 투명한 재료로 만들어져 자외선(UV) 광이 통과할 수 있게 되어 있다.

⑥ **UV 레이저 또는 광원**: SLA 프린터는 자외선 레이저나 자외선 광원을 사용하여 액상수지를 선택적으로 경화시킨다. 자외선 빛은 수지 표면에 초점을 맞춰 경화시키며, 3D 모델에서 정의된 패턴에 따라 움직인다.

⑦ **갈바노미터 또는 거울 시스템**: 자외선 레이저는 보통 갈바노미터 또는 거울 시스템으로 제어된다. 이 시스템은 3D 프린팅 소프트웨어의 지시에 따라 레이저 빔을 수지 표면의 올바른 위치로 보내며, 빠르고 정확한 레이저 이동을 가능하게 한다.

⑧ **X-Y Scanning Mirror**: X-Y 스캐닝 미러는 자외선 빛이나 레이저 빔을 정밀하게 액상수지 표면으로 유도하여 선택적으로 경화시키고, 원하는 3D 물체를 생성하는 역할을 한다. X-Y 스캐닝 미러 시스템은 일반적으로 두 개의 미러로 구성된다. 하나는 X축(가로)을, 다른 하나는 Y축(세로)을 담당한다. 이 미러들은 이동 가능한 갈바노미터에 장착되어 있으며, 전자 신호에 따라 미러의 각도를 빠르고 정확하게 변경할 수 있는 장치이다. 미러들은 다양한 방향으로 기울어져 자외선 빛이나 레이저 빔의 방향을 제어한다.

⑨ **Laser Beam**: 자외선 레이저 빔은 3D 프린터에서 사용되는 광원으로, 액상수지를 선택적으로 경화시키는 역할을 한다. 이 레이저 빔은 3D 모델을 층별로 만들어가는 데 사용되며, 높은 정밀도와 해상도를 제공하여 원하는 형태를 정교하게 출력할 수 있도록 한다. 또한 다양한 종류의 자외선 경화 재료와 함께 사용할 수 있다. 자외선 레이저 빔은 SLA와 DLP 프린팅 기술에서 중요한 역할을 수행한다.

⑩ **제어 시스템**: 제어 시스템은 빌드 플랫폼, 자외선 레이저, 그리고 기타 SLA 프린터의 구성 요소를 관리한다. 이 시스템은 슬라이싱 소프트웨어에서 제공된 3D 모델 데이터를 해석하고 프린팅 프로세스를 조정한다.

⑪ **터치스크린 또는 사용자 인터페이스**: 최신 SLA 프린터는 터치스크린 또는 사용자 인터페이스를 포함하고 있어 사용자가 프린터 설정을 제어하고 프린트를 시작하거나 일시 정지하며 프린팅 진행 상태를 모니터링할 수 있다.

⑫ **케이싱 및 보호**: 프린터의 케이싱과 보호 기능은 프린팅 프로세스에 안정성을 제공하고, 자외선 빛이나 수지 가스에 불필요하게 노출되는 것을 방지한다.

Digital Light Processing (DLP) 프린터

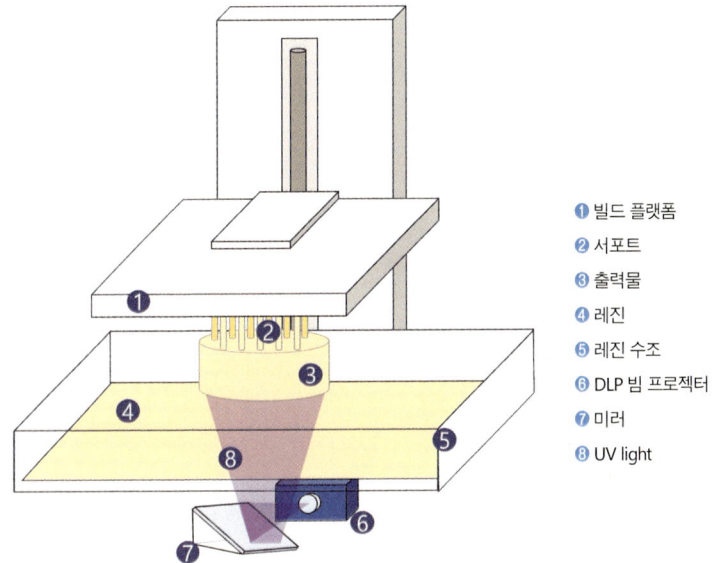

① 빌드 플랫폼
② 서포트
③ 출력물
④ 레진
⑤ 레진 수조
⑥ DLP 빔 프로젝터
⑦ 미러
⑧ UV light

DLP(Digital Light Processing) 3D 프린터는 포토폴리머 수지와 자외선(UV) 빛을 사용하여 3D 물체를 생성한다. DLP 3D 프린터의 주요 구성 요소들은 다음과 같다.

① 빌드 플랫폼
② 서포트
③ 출력물
④ 레진

⑤ 레진 수조
⑥ DLP 빔 프로젝터
⑦ 미러
⑧ UV light

DLP 3D 프린터는 미러(mirror)의 정밀한 움직임을 통하여 원하는 위치에 자외선 빛을 조사해 수지를 경화시켜 3D 물체를 층별로 만들어낸다. 이러한 구성 요소들의 조합은 DLP 기술에서 3D 프린팅 프로세스의 정확성, 속도 및 해상도를 보장한다.

Fused Deposition Modeling(FDM) 프린터

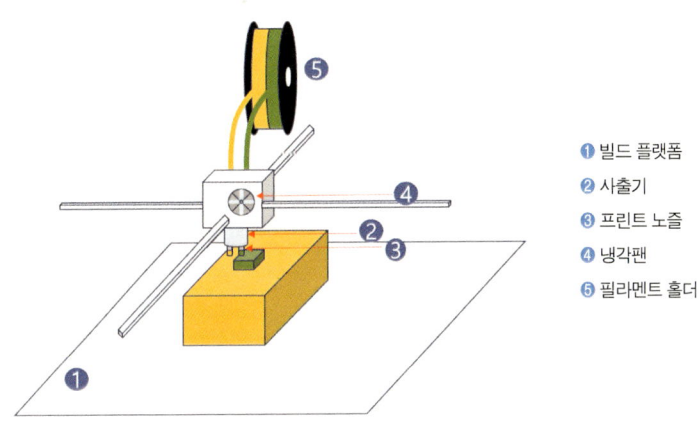

❶ 빌드 플랫폼
❷ 사출기
❸ 프린트 노즐
❹ 냉각팬
❺ 필라멘트 홀더

Fused Deposition Modeling(FDM) 3D 프린터는 열가소성 필라멘트를 층별로 사출하여 3D 물체를 만드는 데 필요한 여러 핵심 구성 요소들로 구성된다. 다음은 FDM 3D 프린터의 주요 구성 요소들이다.

① **빌드 플랫폼**: 빌드 플랫폼은 3D 물체가 층별로 만들어지는 평평한 표면이다. 수직(Z축) 및 수평(X-Y축) 방향으로 이동하여 각 새로운 층을 쌓을 수 있도록 한다. 빌드 플랫폼에는 가열 판이 포함되어 있는 경우가 있으며, 가열 판을 통하여 출력물의 휨 현상을 방지하고 플랫폼에 출력물이 잘 달라붙도록 한다.

② **사출기**: 사출기는 열가소성 필라멘트를 담는 부품으로, 모터로 구동되는 기어나 피더 메커니즘을 가지고 있다. 필라멘트를 가열된 노즐을 통해 밀어내어 녹인 후 정밀한 경로로 압출하면서 층별로 3D 물체를 만든다.

③ **프린트 노즐**: 노즐은 사출기 끝에 있는 작은 구멍으로 열을 발생시키며, 이를 통해 녹은 필라멘트가 나온다. 노즐은 필라멘트의 직경을 결정하여 프린트물의 디테일 수준과 프린팅 속도에 영향을 미친다.

④ **냉각 팬**: FDM 3D 프린터에는 노즐과 인쇄 물체 근처에 냉각 팬이 장착되어 있는 경우가 많다. 냉각 팬은 녹은 필라멘트를 빠르게 냉각시켜 프린트물의 변형을 방지하고 인쇄 품질을 향상시킨다.

⑤ **필라멘트 스풀 홀더**: 필라멘트 스풀 홀더는 열가소성 필라멘트의 스풀을 보관하는 부품이다. 프린팅 프로세스 중 필라멘트가 사출기로 원활하고 일관되게 공급되도록 한다.

FDM 3D 프린터는 열가소성 필라멘트를 녹여 정밀하게 사출하며, 이를 통해 3D 물체를 층별로 만들어낸다. FDM 3D 프린터 기술은 간단하면서도 접근성이 좋아 아마추어나 전문가 모두에게, 그리고 교육용으로 인기 있는 3D 프린팅 중 하나로 손꼽힌다.

Poly Jet 프린터

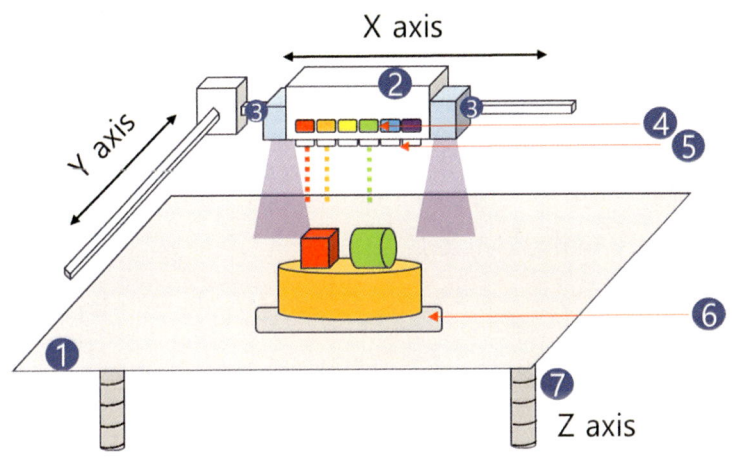

❶ 빌드 플랫폼 ❷ 프린트 헤드 어셈블리 ❸ 광중합 수지 카트리지 ❹ UV 광원
❺ 재료 혼합 시스템 ❻ 서포트 재료 ❼ 프린트 베드 레벨링 시스템

Poly Jet 프린트 방식은 고해상도, 다양한 재료와 색상으로 3D 프린트물을 만들 수 있다. Poly Jet 프린터에 일반적으로 포함되는 주요 구성 요소와 특징은 다음과 같다.

① **빌드 플랫폼**: 빌드 플랫폼은 3D 개체가 점진적으로 층별로 만들어지는 위치이다. 개체의 높이에 따라 수직 방향으로 이동할 수 있다.

② **프린트 헤드 어셈블리**: 프린트 헤드 어셈블리는 액체 광중합체

수지를 빌드 트레이에 쌓으면서 생성하는 역할을 한다. 작은 노즐을 갖춘 다중 프린트 헤드가 있어 액체 재료를 빌드 플랫폼에 정밀하게 생성할 수 있다.

③ **광중합체 수지 카트리지**: Poly Jet 프린터는 자외선 빛으로 경화되는 광중합체 수지를 사용한다. 이러한 수지는 다양한 재료, 색상 및 특성을 가지고 있다. 수지를 담은 카트리지는 프린터에 장착되며 프린트 헤드에 연결되어 재료를 쌓게 된다.

④ **자외선(UV) 광원**: 각 층의 광중합체 수지가 빌드 플랫폼에 칠해진 후 자외선 빛을 사용하여 수지를 경화시킨다. 자외선 광원은 정확한 형태생성을 위해 정밀하게 제어된다.

⑤ **재료 혼합 시스템**: 일부 Poly Jet 프린터는 인쇄 과정 중 다양한 광중합체 재료를 혼합하여 사용할 수 있다. 이를 통해 다양한 기계적 특성이나 색상을 가진 다중 재료 부품을 만들 수 있다.

⑥ **서포트 재료**: Fused Deposition Modeling(FDM) 프린터와 유사하게 Poly Jet 프린터도 개체 생성 시에 서포트를 함께 출력해야 한다. 이 서포트 재료는 인쇄 중 오버행 및 복잡한 모양을 유지하는 데 도움을 주며, 인쇄가 완료된 후에 제거할 수 있다.

⑦ **프린트 베드 레벨링 시스템**: 빌드 플랫폼이 프린트 헤드에서 올바른 거리에 위치해 있는지 확인하는 레벨링 시스템으로 정확한 프린팅을할 수 있다.

Poly Jet 프린터에는 3D 모델을 프린팅할 준비를 돕는 전용 소프트웨어가 함께 제공된다. 사용자는 프린트 설정을 지정하고 빌드 플랫폼에 모델을 배치하며 서포트 구조를 생성할 수 있다.

Selective Laser Sintering(SLS) 프린터

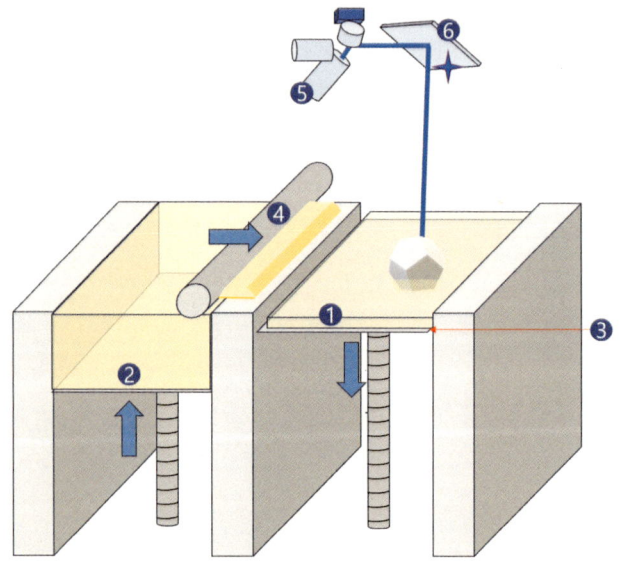

❶ 빌드 플랫폼 ❷ 파우더 베드 ❸ 가열 요소 ❹ 파우더 분주 시스템 ❺ 레이저 시스템 ❻ 스캐너
❼ 파우더 분주 시스템 ❽ X-Y Scanning Mirror

셀렉티브 레이저 신터링(SLS) 3D 프린터는 레이저를 사용해 파우더 재료를 소결(燒結)하여 일반적으로 플라스틱 같은 소재를 고체 3D 개체로 만드는 가공 기술이다. SLS 3D 프린터에 일반적으로 포함되는 주요 구성 요소는 다음과 같다.

① **빌드 플랫폼**: 3D 개체가 층별로 형성되는 위치이다. 각 층이 소결될 때마다 플랫폼이 하강하고 새로운 파우더 레이어가

위에 덮이게 된다.

② **파우더 베드**: 빌드 플랫폼은 일반적으로 나일론이나 폴리아미드와 같은 열가소성 소재로 이루어진 얇은 파우더 레이어로 덮여 있다. 이 파우더는 빌드 소재와 서포트 소재로 작용한다.

③ **가열 요소**: 빌드 챔버에는 파우더 베드의 온도를 올바른 소결 범위 내에 유지하기 위한 가열 요소가 포함되어 있다.

④ **파우더 분주 시스템**: 각 층이 소결된 후에 빌드 플랫폼 위에 얇은 파우더 레이어를 펼치는 시스템이다. 다음 층의 소결 준비를 위해 균일한 파우더 레이어를 생성한다.

⑤ **레이저 시스템**: 일반적으로 이산화탄소(CO_2) 레이저인 고출력 레이저를 사용하여 각 층의 3D 모델의 단면에 따라 파우더 재료를 선택적으로 소결한다. 레이저의 강도와 초점이 정밀하게 제어된다.

⑥ **스캐너**: 레이저 빔은 각 층의 패턴을 따라 파우더 베드의 특정 지점으로 이동시키는 스캐닝 시스템에 의해 작동된다.

⑦ **파우더 분주 시스템**: 재활용 시스템으로서 각 층이 소결된 후에

사용되지 않은 파우더가 남게 된다. 재활용 시스템은 초과 파우더를 모으고 이물질과 오염된 파우더를 거르는 역할을 한다. 재활용된 파우더는 새로운 파우더와 혼합하여 프린팅 시에 재사용된다.

⑧ X-Y Scanning Mirror

⑨ **제어 및 인터페이스**: SLS 3D 프린터는 소프트웨어 인터페이스를 통해 제어된다. 사용자는 3D 모델을 업로드하고 인쇄 매개변수를 설정하며 인쇄 진행 상황을 모니터링할 수 있다.

03
치과용 3D 프린팅 소재

치과 3D 프린팅 소재는 특별히 치과에서 사용하기 위해 제작된 것으로, 3D 프린터와 함께 사용되어 다양한 보철물이나 장치 등을 만들어낸다. 이러한 소재들은 다양한 특성을 제공하여 치과 종사자들이 정확한 보철물을 제작할 수 있게 하는 동시에 내구성과 생체 적합성도 높일 수 있도록 돕는다. 일반적인 치과 3D 프린팅 소재로는 다음과 같은 것들이 있다.

▢ **치과 레진**: 치과 레진은 자외선(UV) 광에 노출될 때 경화되는 광중합성 물질로, 주로 디지털 라이트 프로세싱(DLP)과 스테레오리소그래피(SLA) 3D 프린터에서 사용된다. 치과 레진에는 치과 모델, 수술 가이드, 임시치아 제작을 위한 레진, 크라운과 브릿지를 위한 치아 색상의 레진 등 다양한 종류가

있다.

- **치과 금속**: 코발트-크롬과 티타늄 등의 치과 금속 소재는 치과 크라운, 다리지, 부분 치과 등의 금속 기반 치과 복원물을 3D 프린팅하는 데 사용된다. 이러한 치과 금속 소재는 셀렉티브 레이저 멜팅(SLM) 또는 다이렉트 메탈 레이저 신터링(DMLS) 3D 프린터에서 사용된다.

- **세라믹**: 지르코니아와 리튬 다이실리케이트 등의 치과 세라믹은 심미성이 높고 내구성이 뛰어나므로 크라운, 브릿지, 베니어 등을 제작하는 데 사용된다. 이러한 소재는 리소그래피 기반 세라믹 제조(LCM)와 같은 세라믹 3D 프린팅 기술과 호환된다.

- **치과 컴포지트**: 치과 컴포지트는 임시 복원물, 교정기기 등의 제작에 사용된다. 이러한 소재는 좋은 강도와 심미성을 제공하며, 재료 분사 3D 프린터에서 일반적으로 사용된다.

- **왁스**: 치과 왁스 소재는 치과 금속 복원물인 크라운과 브릿지의 매몰과 주조를 위해 사용된다. 이러한 왁스 패턴은 금속 복원물을 제작하는 데 사용된다.

- **바이오 잉크**: 바이오 잉크는 생체 적합한 재료로, 치아 잇몸

조직이나 뼈 이식물과 같은 치과 조직 구조물을 3D 생체 프린팅하는 데 사용된다. 이러한 소재는 재생 치과 응용에 중요한 역할을 한다.

치과 3D 프린팅 소재의 종류와 사용되는 기술은 응용 분야, 요구되는 디테일 수준 및 치과 제품 물리적 특성에 따라 다양할 수 있다. 치과 3D 프린팅은 더 효율적이고 정확하며 맞춤형 치과 솔루션을 가능하게 함으로써 치과 산업에 혁신을 가져왔다.

04
후처리 및 경화기

　　　　　　3D 프린팅 레진 또는 광중합 레진의 후처리 단계는 프린팅이 완료된 후 수행하는 작업이며, 인쇄된 물체의 최종 외관, 기계적 특성 및 기능을 얻기 위한 과정이다. 이러한 단계는 사용된 레진 소재와 인쇄된 물체의 용도에 따라 다양할 수 있다. 다음은 3D 프린팅 레진 출력 후 진행되는 몇 가지 후처리 단계이다.

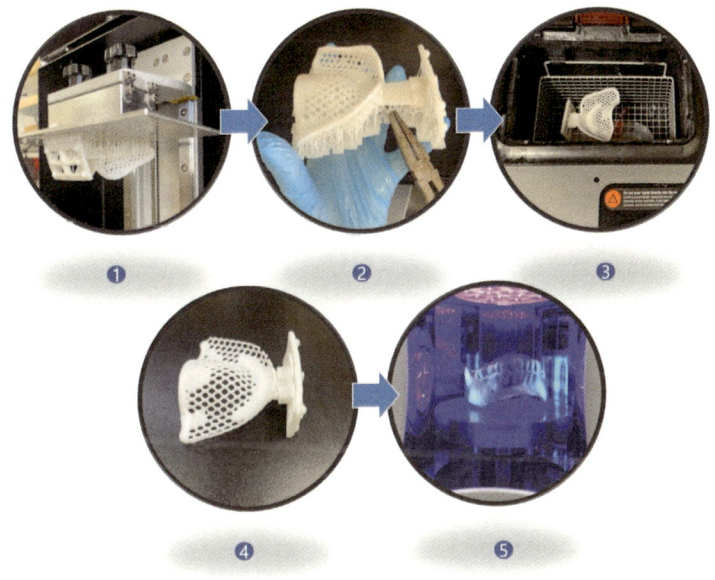

- **서포트 제거**: 물체가 서포트 구조와 함께 인쇄된 경우 신중하게 제거해야 한다. 먼저 프린팅 베드에서 출력물을 분리하고 플라이어나 절단 도구를 사용하여 서포트 구조물을 조심히 제거하여 출력물에 손상이 없도록 한다.

- **세척**: 프린트된 물체의 표면에서 미경화된 레진 잔여물을 제거하기 위해 용매나 이소프로필 알코올(IPA)을 담은 세척기를 사용한다. 이 과정을 통하여 프린트된 물체의 표면 품질을 향상시키고 표면에 남아 있는 잔류 레진을 제거한다.

☐ **후경화**: 레진 3D 프린트는 일반적으로 인쇄 과정에서 완전히 경화되지 않는다. 자외선 빛에 노출하여 중합 과정을 완료하고 최종 기계적 특성을 얻기 위해 후경화가 필요하다. 후경화는 기계적 강도, 내구성 및 안정성을 향상시킬 수 있다.

☐ **표면 평활화**: 프린트된 레진의 표면에는 눈에 보이는 레이어 라인이나 결함이 있을 수 있다. 물리적 연마, 파일링 또는 화학적 연마 과정을 거쳐 더 부드러운 표면처리를 할 수 있다.

☐ **도색 및 마무리**: 출력물은 원하는 색상이나 표면 보호를 위해 도색 또는 코팅할 수 있다. 3D 프린팅 레진 전용 코팅제를 사용하고 추가적인 광중합을 시행할 수 있다.

☐ **조립 및 연결**: 물체가 다른 부품과 조립되어야 하는 경우 접착제, 나사 또는 다른 고정재를 사용한다.

☐ **품질 검사**: 완성된 출력물이 원하는 디자인인지 기능적 면에서 만족스러운지를 확인하기 위한 품질 검사가 필요하다. 이를 위하여 추가적인 치수 측정, 기계적 강도 테스트 및 기능 평가를 수행할 수 있다.

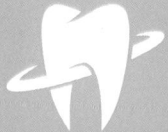 5장

치과의사 및 환자와의 디지털 커뮤니케이션

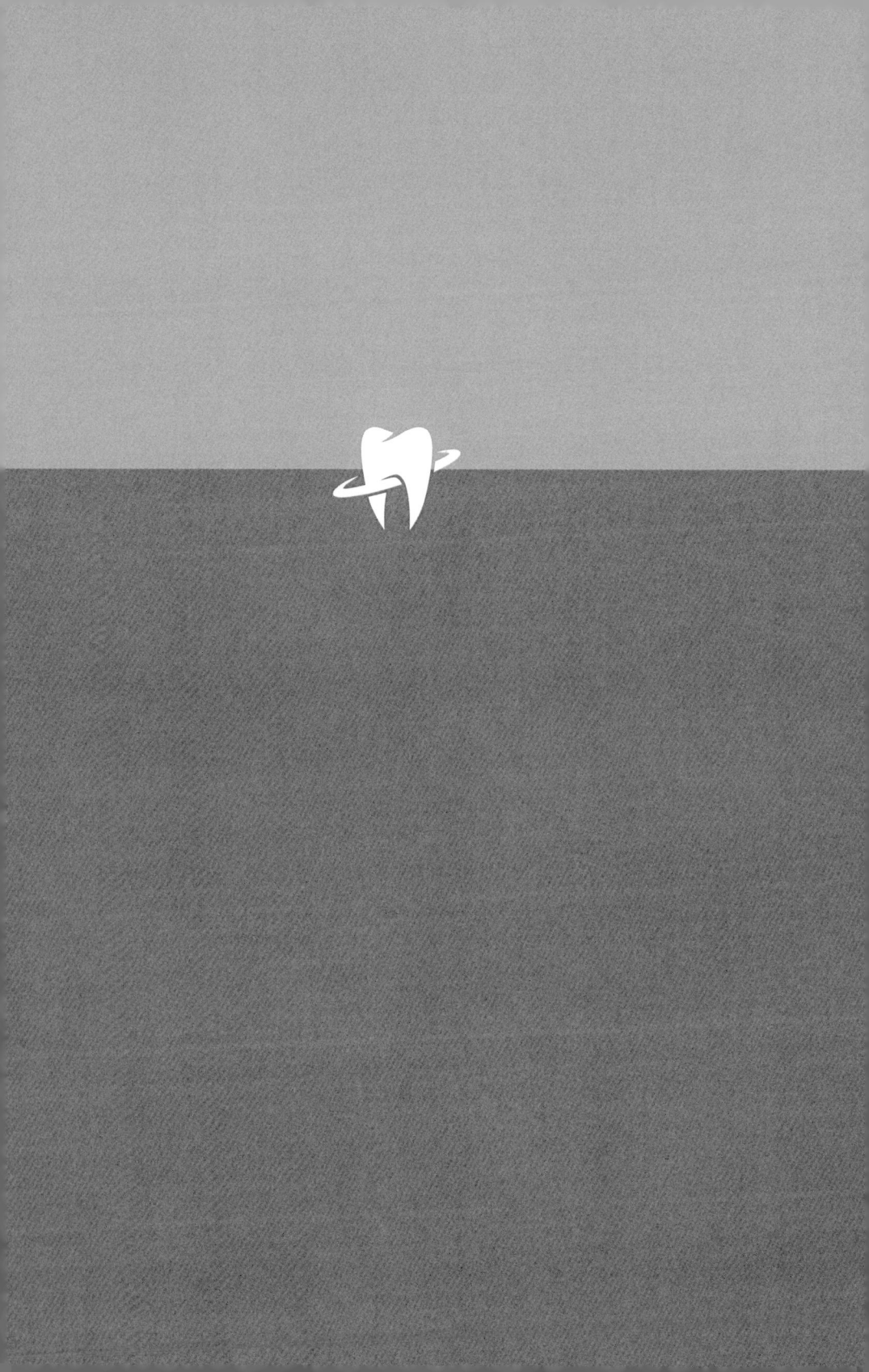

01
디지털 덴티스트리의
협업 커뮤니케이션

　　　　　　　디지털 장비와 소프트웨어를 활용한 치과의사와 치기공사 간의 의사소통 및 협업은 현대 치과에서 혁신적으로 활용되고 있으며, 치과 분야에서 중요한 부분을 차지하고 있다. 이러한 디지털 커뮤니케이션을 통하여 더욱 효과적이고 정확한 진단과 치료계획이 가능하며, 환자들에게 높은 품질의 치과 치료를 제공할 수 있다.

　□ **환자와의 의사소통**: 디지털 덴티스트리를 활용하여 환자들에게 본인의 구강 상태와 치료계획을 시각적으로 제시할 수 있다. 치과의사는 치과전용 소프트웨어 등을 사용하여 디지털 모델이나 치료 시뮬레이션을 환자에게 보여줌으로써 더 쉽게 의사소통을 할 수 있다. 이러한 과정을 통하여 환자들은

치료 과정에 대한 더 나은 이해를 기반으로 의사결정을 내릴 수 있다.

☐ **디지털 인상과 스캐닝**: 디지털 덴티스트리에서는 특히 스캐닝 기술을 통해 환자의 구강 상태를 정확하게 디지털화할 수 있다. 이는 전통적인 인상 채득 방법보다 데이터 관리가 효율적이며, 인상 채득 과정이 더욱 간단하여 환자들에게 불편함을 줄여준다.

☐ **3D 모델링과 시뮬레이션**: 환자의 구강 스캔 데이터를 기반으로 3D 모델을 생성하고, 이를 활용하여 치과의사와 치기공사는 치료계획을 시뮬레이션하고 최적의 치아 수복물을 제작할 수 있다.

☐ **전자 의료 기록(EMR) 공유**: 치과의사는 환자의 전자 의료 기록을 효율적으로 관리하고, 환자의 과거 의료 기록에 쉽게 접근하여 진단 및 치료에 활용할 수 있다. 또한 환자의 정보는 치과의사와 치기공사 간에 실시간으로 공유할 수 있게 된다. 이로써 치료 과정의 원활한 협업이 가능해진다.

☐ **치아 수복물 제작 및 맞춤형 보철물 제작**: 치기공사는 디지털 모델을 기반으로 치아 보철물을 정밀하게 제작할 수 있다. 환자의 구강에 맞게 맞춤형으로 디자인하고 제작하여 최적화된

치료 효과를 얻을 수 있다.

- **환자 교육과 학습**: 환자들은 디지털 모델을 통해 자신의 구강 상태와 치료계획을 시각적으로 확인하며, 치과의사와 함께 진단 및 치료 방법을 논의할 수 있다. 이는 환자 교육에 큰 도움을 준다.

- **빠른 의사결정과 효율적인 치료**: 디지털 덴티스트리를 활용하면 치과의사와 치기공사는 빠른 의사결정을 할 수 있으며, 치료 프로세스의 효율성을 높일 수 있다.

디지털 덴티스트리를 통한 치과의사, 치기공사, 그리고 환자 간의 원활한 협업과 의사소통은 치료 효과의 향상과 환자 만족도의 증대에 기여한다. 이는 치과 분야에서 더 나은 치료 결과를 얻기 위한 중요한 요소로 인식되고 있다.

02
예측 가능한 결과

　　　　　　디지털 덴티스트리를 활용하면 고급 이미징, 정밀한 계획 및 보철물 제작이 가능하다. 또한 효율적인 치과 수술뿐만 아니라 정확하며 예측 가능한 결과를 얻을 수 있다. 그리고 기존 방식보다 환자 친화적인 방식으로 환자와 의사 소통이 가능하기 때문에 치료 결과에 대한 만족도를 높일 수 있다.

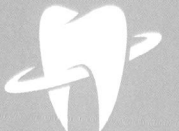 6장

디지털 장비의
문제 해결 및 유지 관리

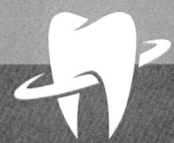

디지털 치과에서 디지털 장비의 문제 해결 및 유지 관리는 원활한 치료 및 제작 프로세스를 위해 매우 중요하다. 아래에서 디지털 장비의 문제 해결 및 유지 관리에 대해 더 자세히 알아보자.

01

장비 유지보수 및 관리

디지털 치과 장비의 유지보수 및 관리는 시스템이 원활하게 작동하고 정확한 결과를 산출할 수 있도록 하는 핵심적인 작업이다. 이를 위해 다음과 같은 작업을 수행한다.

- **주기적인 유지보수**: 디지털 장비는 정기적인 유지보수가 필요하다. 제조업체가 권장하는 주기에 따라 장비를 점검하고 유지 보수한다.

- **장비 보정**(Calibration): 디지털 장비는 정확한 결과를 위해 정기적으로 보정이 필요하다. 교정은 장비의 정확성을 다시 조정하는 과정이며, 보정은 인자나 설정을 수정하여 최적의 작동 상태를 유지하는 과정이다.

☐ **고장 신고 및 빠른 조치**: 사용 중 문제가 발생하면 제조사나 기술 지원팀에 빠르게 연락하여 문제 해결을 위한 조치를 취한다.

02
디지털 보철 제작의
일반적인 문제

디지털 보철 제작 과정에서 발생할 수 있는 문제들은 다양하며, 이를 해결하기 위해 경험과 지식이 필요하다. 몇 가지 일반적인 문제 및 해결 방법은 다음과 같다.

- **재료 선택 및 호환성**: 디지털 제작에 사용되는 재료의 선택과 호환성은 중요한 문제이다. 예를 들어 광중합 레진의 경우, 제조사 또는 재료의 타입에 따라 레이어당 광 조사 시간이나 후경화 시간 등이 달라질 수 있다. 그러므로 재료의 특성을 잘 이해하고 제조사의 권장 사양을 따르는 것이 중요하다.

- **제작 오차**: 동일한 디지털 파일을 입력하여도 출력 과정에서 오차가 발생할 수 있다. 예를 들면 출력 장비에 따라서 지원

이 가능한 파일 형식이 다를 수 있고, 출력 시 필요한 최소 두께 등에 차이가 있을 수 있다. 이를 해결하기 위해 디지털 워크플로를 정밀하게 검토하고 문제 해결을 위한 조치를 취한다.

☐ **소프트웨어 문제**: 디지털 제작 소프트웨어에서 문제가 발생할 수 있다. 최신 버전으로 업데이트 및 유지할 수 있도록 하며, 문제 해결을 위하여 소프트웨어 제공자에게 지원을 요청하여 문제 해결 요청과 동시에 해결 방안을 숙지할 수 있도록 한다.

03
디지털 워크플로 문제 해결

디지털 워크플로 문제 해결은 효율적인 치료 및 제작을 위해 핵심적인 사항이다. 다음과 같은 접근 방법을 사용하여 문제를 해결할 수 있다.

- **시스템 테스트 및 감시**: 워크플로를 정기적으로 테스트하고 감시하여 시스템에 문제가 없는지 확인한다.

- **교육과 교육 자료**: 워크플로의 각 단계에 대한 교육 자료를 제공하고, 사용자에게 교육을 실시하여 워크플로를 효율적으로 관리하고 문제를 해결할 수 있도록 한다.

- **문제 식별 및 해결**: 문제가 발생한 경우 빠르게 식별하고 해당

문제에 대한 적절한 해결책을 찾는다. 필요에 따라 기술 지원팀에 도움을 요청할 수 있다.

디지털 워크플로 문제 해결은 신속하고 정확한 치료 및 보철물 제작을 위해 중요한 역할을 한다. 지속적인 향상과 교육을 통해 디지털 워크플로를 최적화하고 문제를 효과적으로 해결할 수 있다.

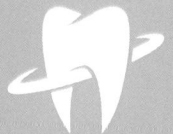

7장

디지털 덴티스트리의 과제와 향후 방향

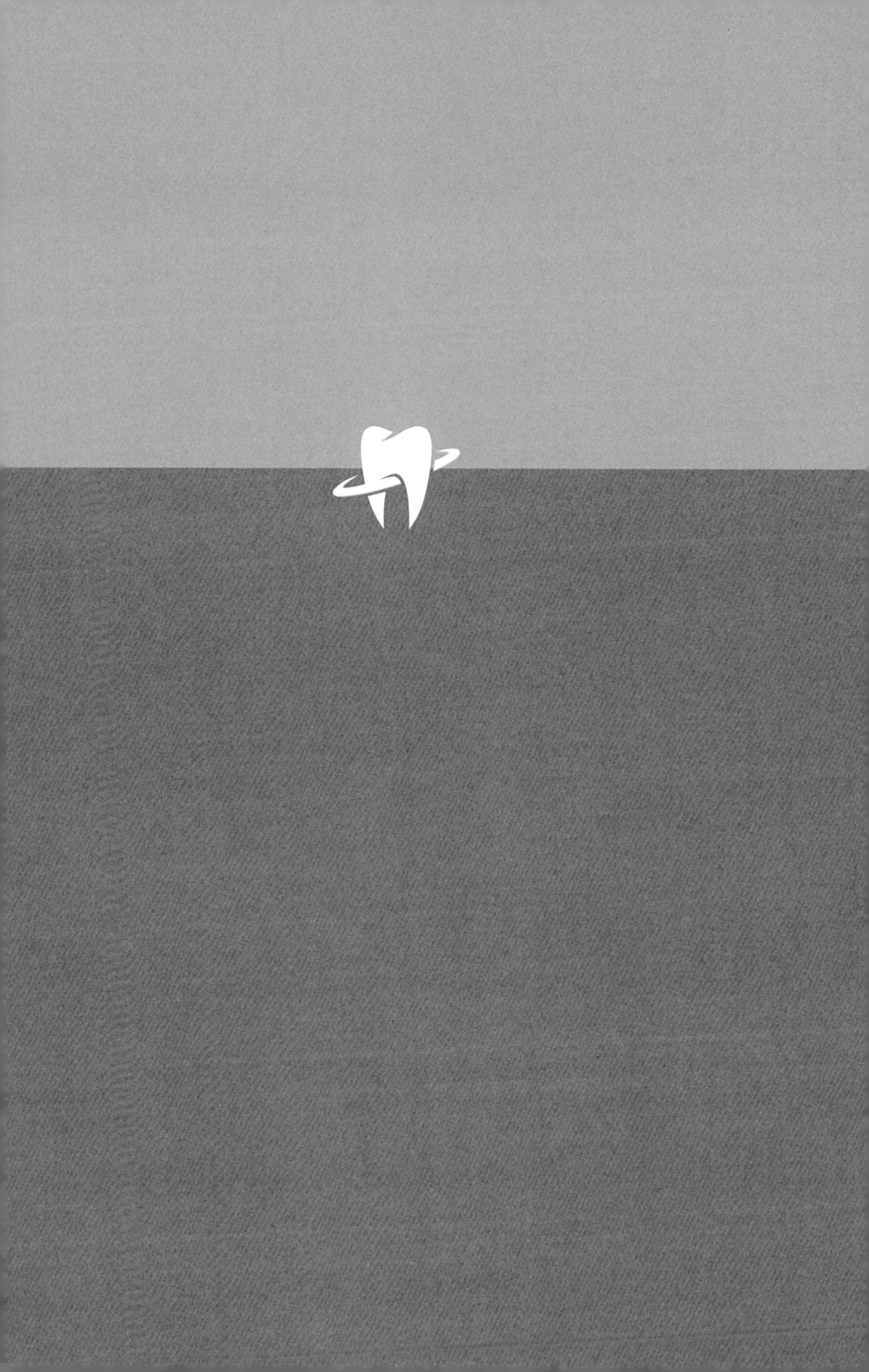

01

데이터 보안 및 개인 정보 보호 문제

디지털 덴티스트리(Digital Dentistry) 분야에서는 환자의 정보와 관련 데이터를 안전하게 보호하는 것이 중요한 과제로 부각되고 있다. 디지털 덴티스트리의 전 작업 과정은 치과용 소프트웨어 및 장치와의 호환을 위하여 환자의 건강 기록, 치료계획, 기타 개인 정보 등 많은 양의 데이터를 전자적으로 저장하는 것이 불가피하기 때문에 사이버 보안 위협에 노출될 수 있다. 따라서 데이터 보안과 개인정보를 보호하는 것은 매우 중요하다.

과제

- 사이버 보안 위협: 치과 분야는 랜섬웨어, 데이터 침입 및 피싱 시도와 같은 사이버 공격의 위험에 노출되어 있으며, 이로

인해 환자 정보의 도용이나 중요 데이터의 손실이 발생할 수 있다.

☐ **규정 준수**: 미국의 건강보험 이동성 및 책임법(HIPAA), 기타 국가별 데이터 보호 법률의 준수는 치과 종사자들에게 중요한 과제이다.

완화 전략

☐ **암호화 및 접근 제어**: 견고한 암호화 기술과 엄격한 접근 제어 메커니즘을 사용하여 무단 접근으로부터 환자 데이터를 보호할 수 있다.

☐ **정기적인 교육**: 데이터 보안 최상의 실천 방법 및 잠재적인 보안 위협을 인식하는 데 대한 교육을 제공함으로써 치과 종사자들에게 보안 위협에 대처할 수 있는 능력을 기를 수 있도록 한다.

☐ **정기적인 감사 및 업데이트**: 정기적인 보안 감사를 실시하고 최신 보안 조치 및 패치를 반영하여 안전한 디지털 환경을 유지하는 것이 중요하다.

02
떠오르는 트렌드와 미래 혁신

디지털 치의학은 환자의 건강 증진, 워크플로 최적화 및 치료 결과 향상을 위해 기술적인 발전이 지속적으로 이루고 있다.

트렌드

- **인공 지능(AI) 및 기계 학습**: AI는 진단, 치료계획 및 치료결과 예측에 활용되고 있다. 기계 학습 알고리즘은 대량의 데이터를 분석하여 패턴을 식별하고 환자 맞춤형 치료계획을 세우는 데 도움을 줄 수 있다.

- **3D 프린팅 및 부가 제조**: 3D 프린팅은 치아 임플란트, 보철물 및 다양한 장치를 정밀하게 환자 맞춤형으로 제작할 수 있도

록 도와준다. 이러한 3D 프린팅 기술은 치과 보철물, 부품 제조 및 사용 방법을 혁신하고 있다.

- **원격 치과 의학**: 원격 진료는 특히 코로나 이후의 시대에 더욱 중요성이 부각되었고, 이에 따라 원격 진료 프로토콜에 대한 관심도 증가하였다. 환자와 직접 대면하지 않고 치료계획, 커뮤니케이션 및 모니터링을 가능하게 함으로써 치과 치료의 접근성을 향상시키는 데 큰 혁신을 가져왔다.

- **증강 현실(AR) 및 가상 현실(VR)**: 이러한 기술은 치료계획을 개선하고 환자 교육 및 피드백을 향상시키기 위해 몰입형 경험과 대화의 시각화를 제공한다. 이는 환자와 치과 종사자 사이의 의사소통 및 피드백 개선뿐만 아니라, 치과의사와 치기공사가 환자 치료계획 및 결과 시뮬레이션을 더 효과적으로 할 수 있도록 도와준다.

- **사물 인터넷(IoT) 및 웨어러블 기기**: 사물 인터넷(IoT) 기기 및 웨어러블 기기는 환자 습관(양치 및 식사 습관)을 모니터링함으로써 예방 치료를 가능하게 하고 구강 건강을 증진시킬 수 있다.

미래 혁신
- **생체 프린팅**: 생체 프린팅을 통해 기능적인 인간 조직을 3차

원으로 인쇄하는 잠재력은 치과 임플란트 기술과 조직 재생에 혁신을 가져올 수 있다. 이 기술은 치과 분야에서 치과 임플란트나 기타 조직을 완벽하게 맞춤화하고 치료 효과를 향상시킬 수 있다.

- **나노 기술**: 나노 물질은 치과 재료, 진단 및 표적 치료 시스템에 중요한 역할을 할 수 있다. 나노 기술은 치료 효과를 향상시키고 환자의 편의성을 높이는 데 도움이 되며, 치과 분야에 혁신을 가져올 것으로 예상된다.

디지털 치의학의 미래는 이러한 기술들을 융합하여 보다 정밀하고 효율적인 방법으로 환자 맞춤형 치료를 제공할 수 있을 것으로 예상된다. 그러나 이러한 발전은 윤리적, 법적 및 사회적 영향을 고려하면서 치과에 도입하는 것이 중요하다. 이를 통해 환자 진단 및 치료 과정에서 얻을 수 있는 긍정적 효과를 극대화해야 한다.

| 참고문헌 |

1. Mörmann, W. H. (2006). The evolution of the CEREC system. Journal of the American Dental Association, 137, 7S-13S. doi:10.14219/jada.archive.2006.0377
2. Wilson NHF, Burke FJT, Brunton PA, Creanor S, Hosey MT, Mannocci F, et al. (2020). A guide to dental materials and equipment. British Dental Journal, 228(5), 360-366.
3. Miyazaki T, Hotta Y, Kunii J, Kuriyama S, Tamaki Y, et al. (2015). A review of dental CAD/CAM: current status and future perspectives from 20 years of experience. Dental Materials Journal, 34(1), 1-9.
4. Joda T, Brägger U. (2014). Time efficiency, difficulty, and operator's preference comparing digital and conventional implant impressions: A randomized controlled trial. Clinical Oral Implants Research, 25(11), 1303-1309.
5. Güth JF, Edelhoff D, Schweiger J, Keul C. (2016). CAD/CAM-generated high-density polymer restorations for post and core

treatment. The International Journal of Periodontics & Restorative Dentistry, 36(1), 33-37. Millett DT, Siebert JP. Three-dimensional imaging in orthognathic surgery: the clinical application of a new method. Int J Adult Orthodon Orthognath Surg 2002;17:318-30.

6   Coachman C, Calamita M. Digital smile design: a tool for treatment planning and communication in esthetic dentistry. Quintessence Dent Technol 2012;35:103-11.

7   Pellitteri F, Brucculeri L, Spedicato GA, Siciliani G, Lombardo L. Comparison of the accuracy of digital face scans obtained by two different scanners:An in vivo study. The Angle Orthodontist 2021;91:641-9.

8   Vandenberghe B. The crucial role of imaging in digital dentistry. Dental Materials 2020;36:581-91.

9   Mangano C, Luongo F, Migliario M, Mortellaro C, Mangano FG. Combining Intraoral Scans, Cone Beam Computed Tomography and Face Scans: The Virtual Patient. Journal of Craniofacial Surgery 2018;29:2241-6.

10   Joda T, Zarone F, Ferrari M. The complete digital workflow in fixed prosthodontics: a systematic review. BMC oral health 2017;17:1-9.

11   Joda T, Gallucci GO. The virtual patient in dental medicine. Clinical oral implants research 2015;26:725-6.

12   Lee CY, Ganz SD, Wong N, Suzuki JB. Use of cone beam computed tomography and a laser intraoral scanner in virtual dental implant surgery: part 1. Implant dentistry 2012;21:265-71.

13   Li J, Chen Z, Dong B, Wang H-L, Joda T, Yu H. Registering Maxillomandibular Relation to Create a Virtual Patient Integrated with

a Virtual Articulator for Complex Implant Rehabilitation: A Clinical Report. Journal of Prosthodontics 2020;29:553-7.

14 Lin H-H, Chiang W-C, Lo L-J, Hsu SS-P, Wang C-H, Wan S-Y. Artifact-resistant superimposition of digital dental models and cone-beam computed tomography images. Journal of Oral and Maxillofacial Surgery 2013;71:1933-47.

15 Plooij JM, Maal TJ, Haers P, Borstlap WA, Kuijpers-Jagtman AM, Bergé SJ. Digital three-dimensional image fusion processes for planning and evaluating orthodontics and orthognathic surgery. A systematic review. International journal of oral and maxillofacial surgery 2011;40:341-52.

16 Harris BT, Montero D, Grant GT, Morton D, Llop DR, Lin W-S. Creation of a 3-dimensional virtual dental patient for computer-guided surgery and CAD-CAM interim complete removable and fixed dental prostheses: a clinical report. The Journal of prosthetic dentistry 2017;117:197-204.

17 Piedra-Cascón W, Meyer MJ, Methani MM, Revilla-León M. Accuracy (trueness and precision) of a dual-structured light facial scanner and interexaminer reliability. The Journal of Prosthetic Dentistry 2020;124:567-74.

18 Lee JD, Nguyen O, Lin Y-C, Luu D, Kim S, Amini A, et al. Facial Scanners in Dentistry: An Overview. Prosthesis 2022;4:664-78.

19 Amin SA, Hann S, Elsheikh AK, Boltchi F, Zandinejad A. A complete digital approach for facially generated full arch diagnostic wax up, guided surgery, and implant-supported interim prosthesis by integrating 3D facial scanning, intraoral scan and CBCT. Journal of

Prosthodontics 2023;32:90-3.

20. Campobasso A, Battista G, Lo Muzio E, Lo Muzio L. The Virtual Patient in Daily Orthodontics: Matching Intraoral and Facial Scans without Cone Beam Computed Tomography. Applied Sciences 2022;12:9870.